荣 获

◎ 第七届统战系统出版社优秀图书奖

◎ 入选原国家新闻出版广电总局、全国老龄工作委员会
　办公室首届向全国老年人推荐优秀出版物名单

◎ 入选全国图书馆 2013 年度好书推选名单

◎ 入选农家书屋重点出版物推荐目录（2015 年、2016 年）

名医与您谈疾病丛书

胆囊炎与胆石症

（第三版）

学术顾问◎钟南山　陈灏珠　郭应禄　王陇德

总　主　编◎葛均波　张雁灵　陆　林

执行总主编◎吴少祯

名誉主编◎夏术阶　李广智

主　　编◎彭志海

　　　　　陈雨强

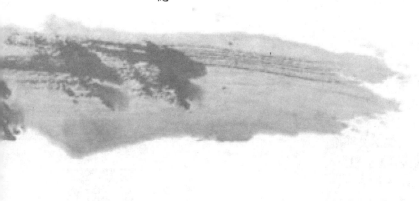

中国健康传媒集团

中国医药科技出版社

内 容 提 要

本书以问答的形式介绍了胆囊炎与胆石症的常识、病因、症状、诊断与鉴别诊断、治疗及预防保健等知识。本次再版针对新的微创治疗技术的发展与普及，对治疗篇做了较大篇幅的更新。本书语言通俗易懂，深入浅出，适合胆囊炎及胆石症患者、家属及基层医生阅读参考。

图书在版编目（CIP）数据

胆囊炎与胆石症 / 陈雨强主编 . —3 版 . —北京：中国医药科技出版社，2021.1
（名医与您谈疾病丛书）

ISBN 978-7-5214-2001-2

Ⅰ . ①胆… Ⅱ . ①陈… Ⅲ . ①胆囊炎—防治—问题解答②胆道疾病—结石（病理）—防治—问题解答 Ⅳ . ① R575.6-44

中国版本图书馆 CIP 数据核字（2020）第 170680 号

美术编辑 陈君杞
版式设计 南博文化

出版 **中国健康传媒集团** | 中国医药科技出版社
地址 北京市海淀区文慧园北路甲 22 号
邮编 100082
电话 发行：010-62227427 邮购：010-62236938
网址 www.cmstp.com
规格 710×1000mm $^1/_{16}$
印张 12 $^3/_4$
字数 193 千字
初版 2009 年 4 月第 1 版
版次 2021 年 1 月第 3 版
印次 2022 年 7 月第 2 次印刷
印刷 三河市万龙印装有限公司
经销 全国各地新华书店
书号 ISBN 978-7-5214-2001-2
定价 **38.00 元**

获取新书信息、投稿、为图书纠错，请扫码联系我们。

《名医与您谈疾病丛书》

编委会

出版者的话

党的十八大以来，以习近平同志为核心的党中央把"健康中国"上升为国家战略。十九大报告明确提出"实施健康中国战略"，把人民健康放在优先发展的战略地位，并连续出台了多个文件和方案，《"健康中国2030"规划纲要》中就明确提出，要加大健康教育力度，普及健康科学知识，提高全民健康素养。而提高全民健康素养，有效防治疾病，有赖于知识先导策略，《名医与您谈疾病丛书》的再版，顺应时代潮流，切合民众需求，是响应和践行国家健康发展战略——普及健康科普知识的一次有益尝试，也是健康事业发展中社会治理"大处方"中的一张有效"小处方"。

本次出版是丛书的第三版，丛书前两版出版后，受到广大读者的热烈欢迎，并获得多项省部级奖项。随着新技术的不断发展，许多观念也在不断更新，丛书有必要与时俱进地更新完善。本次修订，精选了44种常见慢性病（有些属于新增病种），病种涉及神经系统疾病、呼吸系统疾病、消化系统疾病、心血管系统疾病、内分泌系统疾病、泌尿系统疾病、皮肤病、风湿类疾病、口腔疾病、精神心理疾病、妇科疾病和男科疾病等，分别从疾病常识、病因、症状表现、诊断与鉴别诊断、治疗和预防保健等方面，进行全方位的解读；写作形式上采用老百姓最喜欢的问答形式，活泼轻松，直击老百姓最关心的健康问题，全面关注患者的需求和疑问；既适用于患者及其家属全面了解疾病，也可供医务工作者向患者介绍病情和相关防治措施。

　　本丛书的编者队伍专业权威，主编都长期活跃在临床一线，其中不乏学科带头人等重量级名家担任主编，七位医学院士及专家（钟南山、陈灏珠、郭应禄、王陇德、葛均波、陆林、张雁灵）担任丛书的学术顾问，确保丛书内容的权威性、专业性和前沿性。本丛书的出版不仅是全体患者的福音，更是推动健康教育事业的有力举措。

　　本丛书立足于对疾病和健康知识的宣传、普及和推广工作，目的是使老百姓全面了解和掌握预防疾病、科学生活的相关知识和技能，希望丛书的出版对于提升全民健康素养，有效防治疾病，起到积极的推动作用。

中国医药科技出版社

2020年6月

再版前言

随着人们生活水平的提高和饮食结构的改变，胆石症的患病率不断上升，据国内资料显示，胆石症患者占总人口的8%~10%。城市医院中，胆囊炎已代替阑尾炎成为最常见的外科急腹症。据估计，我国每年因为胆石症而需要做胆囊切除术的患者已达到100万，而因为胆石症造成的痛苦则影响着更多的患者及家庭，由此而造成的劳动力及经济损失十分巨大。

胆石症的防治需要医生、患者及其家属共同参与。掌握一定的胆石症防治知识，可以在可能的情况下少发生胆结石；在已有胆结石的情况下，少发生严重的并发症和尽可能地提高生活质量。为此，11年前我们针对患者的普遍困惑，组织临床经验丰富的专业医生给予了解答。本书第一版和第二版出版后，得到了众多读者的肯定。近年来，胆石症的诊治又获得了很大进展，结合患者普遍关心的问题，我们对本书的知识进行了更新，删掉了一些重叠的、不太合时宜的问题，新增很多患者咨询过的热点问题。对于问题的解答我们力求通俗易懂，让读者从本书中获益。由于个体差异，书中涉及的药物用法不一定对每个人都适宜，建议用药前咨询专业医生，在专业医生指导下用药。

因为水平所限，书中难免有不足之处，欢迎广大读者批评、指正。

编者

2020年7月

常识篇

病因篇

症 状 篇

诊断与鉴别诊断篇

治疗篇

预防保健篇

常 识 篇

◆ 胆囊是一个什么样的器官?

◆ 什么是胆囊炎、胆石症?

◆ 胆囊炎与胆囊结石有什么关系?

◆ 胆结石有几种类型? 哪种类型最常见?

◆ 胆囊炎有几种类型?

◆ ……

胆囊是一个什么样的器官？

胆囊是一个上腹部呈梨形的器官，紧贴着肝下方，以胆囊管与胆总管相连；胆囊可以分为胆囊底、胆囊体、胆囊颈以及胆囊管四部分。毗邻的结构包括胃窦、十二指肠、横结肠和胰腺等。

胆囊并非人们认为的仅仅是一个能盛装胆汁的简单袋囊，它具有很复杂的生理功能，是体内十分重要的消化器官和免疫器官，那么，胆囊究竟有哪些重要功能呢？

（1）消化功能：胆囊具有储存、浓缩、收缩和分泌的功能。胆囊将每天由肝细胞分泌的800~1000ml胆汁进行浓缩，并将浓缩后的胆汁暂时储存。在进餐时胆囊受到迷走神经和体液（胆囊收缩素）的双重支配，从而开始收缩，将储存的胆汁排入肠道中参与消化。高脂肪、高蛋白饮食时就多排，吃素食时就少排放，不进餐就不排。可见，小小的胆囊具有重要的调节消化功能。

（2）调节胆管内压力：胆囊的另一重要功能是调节胆管内压力平衡。每天大量的胆汁持续不断地排入胆囊和肝外胆道，此时胆囊便是一个重要的调节因素。在肝内外胆管压力增高时胆囊可以容纳和浓缩较多的胆汁，维持胆道内正常压力平衡。失去胆囊的患者，胆道内压力便失去平衡，压力增大，Oddi括约肌失去了胆囊的有规律的压力调节，发生调节紊乱，形成了胆囊切除术后综合征。

（3）胆囊具有重要的分泌、免疫功能：胆囊还有分泌和免疫功能。胆囊每天可分泌20ml的白色液体，据科学实验证实，此种液体富含胆囊黏膜固有层分泌的免疫球蛋白A（IgA）。IgA在胆汁中的主要作用是清除抗原，保护胆道黏膜。部分IgA随胆汁进入肠道中，成为肠道IgA的主要供给来源，具有保护肠道黏膜不受化学及生物因子等侵犯的作用，缺少IgA可以引起小肠防御功能缺陷，出现感染性腹泻、感染性腹水以及消化道来源的败血症。可见胆囊是具有保护性抗体的主要器官，这对于维持胆道系统和肠道的免疫防御具有重要意义。

（宋科瑛　陈雨强）

什么是胆囊炎、胆石症？

胆囊炎是很常见的疾病，大部分的胆囊炎都是由胆囊结石引起的，合并胆囊结石的又称为胆石症。胆囊炎分急性和慢性两种，尤以肥胖、多产、40岁左右的中年女性发病率较高。

急性胆囊炎发病与胆汁淤滞和细菌感染密切相关。主要致病菌为大肠杆菌（占60%~70%）、克雷伯菌、厌氧杆菌等革兰阴性菌，多由肠道经胆总管逆行进入胆囊，少数经门静脉系统至肝，再随胆汁流入胆囊。慢性胆囊炎一部分为急性胆囊炎迁延而成，但多数既往并无急性发作史。约70%的患者伴有结石。由于胆石刺激，加上在长期慢性炎症的基础上，有过反复多次的急性发作，可使胆囊萎缩或囊壁纤维组织增生肥厚，终致囊腔缩小、功能丧失。

不少急性胆囊炎患者在进食油腻晚餐后半夜发病，因高脂饮食能使胆囊加强收缩，而平卧又易于小胆石滑入并嵌顿胆囊管。主要表现为右上腹持续性疼痛、阵发性加剧，可向右肩背放射；常伴发热、恶心、呕吐。慢性胆囊炎症状、体征不典型，多数表现为消化不良、厌油腻食物、上腹部闷胀、嗳气、胃部灼热等，与溃疡病、胃窦炎近似；有时因结石梗阻胆囊管，可呈急性发作，但当结石移动、梗阻解除，即迅速好转。

（陈德健）

胆囊炎与胆囊结石有什么关系？

医生在给胆石症患者下诊断时，通常同时写下两个名称：胆囊炎、胆囊结石。这两种情况通常是一起存在的，理论上可能有单纯性胆囊结石或没有胆结石的胆囊炎存在，但临床上绝大多数患者是两种情况同时存在。这充分说明两者之间存在着密切的联系，但两者之间到底存在什么样的关系呢？

胆囊炎与胆囊结石的关系有点类似鸡蛋与鸡的关系，从一般因果关来看，应该胆结石是因，胆囊炎是果。胆结石通过在胆囊内的活动造成对胆囊的机械性刺激；当结石阻塞胆囊管后，可引起胆汁淤积、胆囊胀大，胆囊血管受压，引起胆囊缺血、抵抗力下降，细菌趁机"兴风作浪"，发生细菌感染而导致胆囊炎。正如我们说没有鸡蛋哪来的鸡一样，我们也可以说没有胆囊结石也没有胆囊炎。当然，我们有时确实可以见到没有胆结石的胆囊炎，但这种胆囊炎其实曾经有过胆结石，只是在做B超检查时胆结石恰好自然排出了；或者这种所谓的没有胆结石的胆囊炎却有胆汁胆固醇过饱和，或有胆固醇结晶，这些作为胆结石的前体物质，可以起到胆结石类似的作用。只有极少数胆囊炎可能确实与胆结石无关，如严重烧伤、创伤后，以及血运障碍引起的胆囊炎。

另一方面，根据合理推断，正常胆囊是不应该产生结石的。事实上，从动物实验的胆结石动物模型中已经发现，在结石形成的最初阶段就可以发现胆囊有某种程度的炎症存在，而这一阶段并没有结石，也就不存在结石是炎症原因的说法。这种有某种炎症的胆囊可能通过分泌某种促胆石形成的物质而最终导致结石形成。从这个意义上来说，胆囊炎又变成因，胆结石为果了。在人类身上是不是也存在类似的情况目前还不得而知，但临床工作中医生却经常观察到，有些患者胆结石通过各种保留胆囊的治疗方法治疗后消失了，但不久很多又再复发，说明有炎症的胆囊确实是胆囊结石形成的一个重要原因，推测胆囊炎可以通过分泌一些致石物质，如某种类型的黏液蛋白，影响胆汁成分的浓缩与吸收，造成胆汁成分比例失衡，以及通过影响胆囊排空等方面来促进胆结石形成。胆囊急性炎症时，炎症可使胆囊壁细胞坏死脱落，和白细胞、细菌菌体等一起组成核心，促使结石形成与增大。胆石又可进一步阻塞胆囊管而加重胆囊炎症，因此，胆囊结石与胆囊炎互为因果，总的趋势是使胆囊炎、胆囊结石进展并复杂化。

胆囊炎常伴有胆囊结石，胆囊结石必然伴有胆囊炎。

（蒋永新　陈雨强）

胆结石有几种类型？哪种类型最常见？

胆结石根据结石的类型可以分为纯胆固醇结石、混合性胆固醇结石与胆色素类结石三大类。纯胆固醇结石约占胆结石的10%，常为单个、圆形或椭圆形、较大的，多呈透明色或淡黄色。混合性胆固醇胆结石是最常见的类型，这类结石至少含有70%的胆固醇，此外，还含有不同数量的钙盐、胆红素、蛋白质、胆汁酸及碎屑，这类结石可呈圆形或多面形，表面可为光滑的或粗糙的，常为多发，直径多不超过2cm。胆色素类结石占余下的10%，是由未结合胆红素和不同数量的有机物组成的，可含很少胆固醇，一般为多发，较小，呈黑色或暗绿色，形状大多不规则，质地脆或成泥沙样，其形成原因与胆固醇结石不同，其成因为胆汁中存在过饱和的非结合胆红素与钙或铜作为复合物形成沉淀，在我国此类结石常见于胆道蛔虫或胆道大肠杆菌感染的患者。

胆结石根据结石的部位又可以分为胆囊结石、肝内胆管结石和肝外胆管结石三大类。在城市和发达地区，胆囊结石占所有胆结石的80%以上；而在农村地区及经济欠发达地区，则以胆管结石为多见。胆囊结石可为单发或多发，单发者常为球形，多发者可为小球形、多面体形或不规则形，多为胆固醇结石，其中只有少量结石含钙量高，可以在X线中显影。肝内胆管结石绝大多数为多发，多见于肝左叶，分布于二、三级胆管内，为小块或铸形，可以蛔虫残体为核心。肝外胆管结石多为原发结石，单发或多发，大小不等，形状多样，多与胆管形状相似，多为胆色素结石；少数结石为自胆囊坠入胆总管的继发结石，其成分与胆囊结石相同。在各类胆结石中，以胆囊混合性胆固醇结石最为常见。

（孙　晶　陈雨强）

胆囊炎有几种类型？

胆囊炎是一种外科常见病，有急性胆囊炎、慢性胆囊炎之分，按照病因又可分为结石性胆囊炎与非结石性胆囊炎。约95%的胆囊炎患者合并有胆囊结石，称结石性胆囊炎；5%的患者未合并胆囊结石，称非结石性胆囊炎。临床中的急性胆囊炎按病因分为急性结石性胆囊炎和急性非结石性胆囊炎，其中急性非结石性胆囊炎较少，但病情凶险，死亡率很高。临床遇见的大多数急性胆囊炎患者既往均有胆囊结石或慢性胆囊炎的记录，目前急性胆囊炎仍以病因明确的结石性胆囊炎为主。

以急性胆囊炎的临床病理学特征分类又可分为：①急性单纯性胆囊炎，是较轻的一种，其特征是胆囊壁轻度充血水肿，有淋巴细胞侵入，胆汁略混浊或较清，细菌培养为阴性；②急性化脓性胆囊炎，胆囊壁充血水肿极为显著，整个胆囊显著胀大，并可以充满脓液，有大量的中性粒细胞浸润；③急性坏疽性胆囊炎，胆囊表面呈暗紫色或黑色，可极度扩张，胆囊壁缺血坏疽，最终可导致胆囊穿孔。急性胆囊炎又有一些常见的严重并发症，包括：①胆囊蓄脓；②胆囊坏死穿孔，形成内瘘或导致弥漫性腹膜炎；③门静脉炎；④败血症。

慢性胆囊炎根据病因的不同可以分为：①感染性胆囊炎，这是最常见的一种，为急性胆囊炎的后遗病变；②代谢性胆囊炎，是由于胆固醇代谢紊乱，导致胆固醇酯沉积在胆囊的黏膜上引发慢性胆囊炎；③阻塞性胆囊炎，胆囊管如被结石嵌顿或者因为瘢痕粘连导致完全阻塞时，胆汁就滞留在胆囊内，久之胆色素被吸收，胆囊黏膜则不断分泌黏液，遂导致胆囊扩大而其中则充满无色的黏液，俗称"白胆汁"。

（陈德健）

什么是肝内胆管结石？

肝内胆管结石在欧美国家属于较罕见疾病，只占胆结石总数的0.5%~15%，但是在东南亚及我国的沿海地区则属常见疾病，占胆结石比例可高达30%~50%。

肝内胆管指位于肝脏内部的胆管系统，在肝脏内部成树枝状分布，由小逐渐变大，最后汇集成左右两支，分别叫左右肝管，这时胆管已走出肝脏，汇集成肝总管，再与胆囊管汇合成胆总管。胆汁由肝脏细胞分泌后，经历上述管道系统进入十二指肠，然后再发挥其帮助消化的功能。肝内胆管结石是指结石分布在肝内胆管的某一分支内，也可分布在某一区域肝叶、肝段的胆管内，临床上发现左侧多于右侧。肝内胆管的结石顺着胆管进入肝外胆管时就成为肝外胆管结石，所以肝内胆管结石常伴发肝外胆管结石。

　　肝内胆管结石的临床表现颇不典型，多数病例因合并有胆总管结石或胆囊结石而表现为胆总管梗阻或急、慢性胆囊炎的症状，常有患侧肝区和胸背部的持续性胀痛、发热和黄疸。如果胆管内发生化脓性炎症便会出现发热、寒战、败血症、休克，如果胆管内结石引起的梗阻不能及时解除，便会导致细菌进入肝脏，导致肝内脓肿，晚期还会因胆汁淤积在肝脏内，而出现右上腹明显触痛和叩击痛。肝内胆管结石定位诊断可依靠B超、CT、经皮肝穿刺胆管造影（PTC）和经内镜逆行性胰胆管造影术（ERCP）。

　　肝内胆管结石的治疗应遵循"去除病灶、取净结石、解除狭窄、通畅引流"的原则。手术治疗是肝内胆管结石的主要治疗方法，手术方法则可根据当时情况和结石所在部位进行选择，可采用切开胆管取石、胆管与肠道吻合引流，以及部分肝切除手术。有时在手术后仍保留了T管的情况下，发现胆管内仍有结石或是手术中发现结石位于肝脏内较深的部位，也可通过胆道镜在直视下用取石钳、取石网篮等方法清除结石。

　　经口服的溶石或排石药物对结石的治疗作用有限，特别是在结石已梗阻胆管时，继续使用溶石药和排石药可能会延误病情，至于在手术中向胆管内注入各种结石溶剂的方法在临床中由于可能会导致各种并发症而较少采用。

（陈德健）

什么是无结石性胆囊炎？

　　在胆囊炎患者中，90%以上胆囊炎都是由结石引起的，称为结石性胆囊炎，其他的胆囊炎，在胆囊及胆管系统均无结石存在，因此也称为无结石性胆囊炎。常见的有以下几种。

（1）梗阻性胆囊炎：胆囊管过大、扭曲、粘连及肿大淋巴结、肿瘤或异位动脉的压迫等因素均可造成胆囊管梗阻，使胆囊排空障碍，成为化学刺激及细菌感染等因素致病的有利条件。

（2）化学性胆囊炎：在胰胆管汇合处梗阻或变异的情况下，胰液反流进入胆囊，被胆汁激活的胰酶可使胆囊发生明显的炎症变化。一些严重脱水或低血压休克的患者，胆汁中胆盐的浓度升高，亦可引起急性胆囊炎。

（3）细菌性胆囊炎：在全身感染如败血症等或重症疾病导致抵抗力下降时，其他部位感染的细菌经血行到达胆囊，发生细菌性胆囊炎；亦可是肠道细菌移位到达胆囊，如长期肠外营养支持、伤寒及放线菌病等导致发生细菌性胆囊炎。

（4）创伤后胆囊炎：在身体受到严重创伤、大面积烧伤、多发性骨折或大手术后，由于血容量不足、血管痉挛及血流迟缓等原因，胆囊动脉可有血栓形成，使胆囊壁发生缺血及坏死，并继发胆囊感染。

临床上还可以见到有些患者有典型的胆绞痛发作，但缓解后B超检查并没有发现胆结石。研究发现这其中某些患者的粪便中可以淘到细小结石或胆固醇结晶，表明这些患者并非真正的无结石性胆囊炎，只不过发作时结石已经排出了。

无结石性胆囊炎有急、慢性之分，慢性无结石性胆囊炎的诊断主要根据症状，B超可发现胆囊壁增厚或毛糙等改变，治疗基本等同结石性胆囊炎，但因为诊断的客观证据可能较少，所以常需要排除其他可以产生类似症状的疾病，如胃及十二指肠疾病，才能考虑手术治疗。急性无结石性胆囊炎是一种较为危重的临床急症，多见于老年人、合并心血管疾病者及严重创伤、烧伤后，病情发展迅速，穿孔率高，死亡率也很高，一旦诊断应及时手术。

（刘　俊）

什么是泥沙样结石？

泥沙样结石是质脆易碎、像泥沙样大小不一的结石，它是一种胆色素结石，主要成分是胆红素钙，胆红素代谢异常，主要是胆汁中未结合性胆红素钙升高，以及胆道梗阻、狭窄所致的胆汁淤滞是泥沙样胆结石的主要形成原因。结石常广泛分布在整个胆道系统，包括胆囊与肝内外胆管中，有些结石散布在细小的肝内胆管中，手术时难以完全清除，术后残余结石的发生率也很高，同时因为胆红素代谢异常很难纠正，所以患者即使手术时把结石完全取尽，泥沙样结石也可再度形成，造成复发，往往需要进行多次手术。术后食用利胆药物可能减少复发率。

（刘　俊）

如何判断结石类型？

胆结石大致分为胆固醇结石、胆色素结石和混合性结石，其中胆固醇结石又有纯胆固醇结石和胆固醇为主性结石之分，而胆色素结石也有棕色素结石和黑色素结石之分。判断结石类型对于选择治疗方案有重要参考价值，如口服溶石药物治疗胆结石只适合于胆固醇结石，而体外震波碎石不适合含钙高的结石。

首先根据结石的存在部位：胆囊结石多数为胆固醇为主性结石，胆管内结石多数为棕色素结石，但目前胆管内胆固醇结石的发生率有明显增高趋势。

其次根据病史：有胆道感染史、来自于经济条件差地区的患者多考虑为棕色素结石；有溶血症、肝硬化或老年患者要考虑黑色素结石。其他情况下应首先考虑为胆固醇为主性结石。

辅助检查有助于判断结石类型，常用检查有超声和口服胆囊造影。超声根据结石浮在胆汁上方而判断为胆固醇为主性结石；口服胆囊造影除了可以判断胆固醇结石外，还可以根据结石的透光性判断结石的含钙量，还有助于了解胆囊的收缩与浓缩功能，从而有助于非手术疗法的选择。

手术后取出的结石则可以根据其外观及理化分析进一步判断类型。从外观来看，胆固醇结石一般量较少、较大，形状为多面体或类圆形，坚硬，表面光滑，剖面看多呈放射状结晶结构。棕色素结石则量较多、较小，形状多依据所在部位铸型或呈泥沙洋，松脆，剖面呈层状或无定形。黑色素结石色黑，大小不一，量不多，呈圆形或类圆形、坚硬。目前最准确的判断结石类型的方法是分析结石的化学成分，而因为分析胆固醇含量最为简便，所以最常用分析胆固醇含量方法来判断结石：胆固醇含量>70%为胆固醇结石；胆固醇含量<25%为胆色素结石；胆固醇含量介于两者之间则为混合型结石。

（陈雨强）

胆结石患者能怀孕吗？

胆囊结石是常见的胆道疾病，女性的胆囊结石发生率较男性为高，最近的流行病学资料表明，青春期的女孩及年轻的妊娠妇女患胆囊结石的也并不少见。究其原因，怀孕及长期口服避孕药使血清内源性雌激素和孕酮浓度增加，促使肝脏对血浆低密度脂蛋白的摄取和分解代谢增加，从而致排入胆道的胆固醇增多，最终导致胆囊结石的形成。

胆囊结石不会影响怀孕，但胆囊结石在怀孕期间很容易发生并发症，一旦结石引起急性发作就会诱发急性胆囊炎的一系列病症，此时药物或手术治疗可能对胎儿产生影响，尤其是胆结石可以导致的一个严重并发症就是胆源性胰腺炎，而妊娠时合并胰腺炎是十分凶险的，无论孕妇或胎儿，死亡率都很高，所以对于已经有症状的胆囊结石，或者虽然没有明显症状但胆囊已经失去功能的患者，一般主张在怀孕前切除胆囊，而胆囊切除对怀孕是没有影响的。

对于怀孕前从来没有任何症状而且胆囊功能良好的女性胆结石患者，建议到大医院做进一步检查，在排除了糖尿病、高血压等慢性病的情况下，可以暂时不切除胆囊，但是由于50%~70%的无症状型胆结石患者迟早会出现症状或并发症，所以整个妊娠过程中，都必须在医生指导下监护，并注意饮食控制，限制脂肪和胆固醇的摄取量，减少糖的摄入，按时进餐并多吃富含纤维素的食物。

（江 弢）

胆囊息肉、胆囊壁胆固醇结晶与胆囊炎、胆囊结石有关系吗？

胆囊息肉是胆囊黏膜的隆起性病变，包括肿瘤性、炎性、胆固醇性等类型。胆固醇性息肉最多见，95%以上的息肉属于这种类型，由胆囊壁上的巨噬细胞吞食胆汁中的胆固醇结晶后聚积而形成，故有时也称为胆囊胆固醇结晶沉着症，经常多个同时存在。第二种称为炎症性息肉，是胆囊炎反复发作的过程中形成的局部组织增生，临床特点是大部分合并胆囊结石和慢性胆囊炎。第三种是肿瘤性息肉，少见，仅占全部息肉的0.5%，一般为单发性。

胆固醇结晶是早期胆固醇结石，当这些胆固醇结晶掉落在胆囊腔内就形成小结石，如果条件合适，这些小结石可以集聚、增大，并形成临床典型的胆结石。绝大多数胆囊胆固醇性息肉不会引起任何症状，只是在超声体格检查时才被偶然发现。一小部分人会感到程度不一的右上腹闷胀或发作胆绞痛，这可能是由于息肉恰好长在胆囊颈管附近，胆囊管是向外排泄胆汁的一条很细的管道，息肉妨碍了胆汁的出路，造成胆囊腔压力升高而引发不适和疼痛，日久还会导致慢性胆囊炎。

绝大多数的胆囊结石合并有不同程度的胆囊炎，这是由于胆囊结石的不断机械性刺激所致，大约80%的胆囊炎是由胆结石引起的，而胆囊炎症导致的胆囊分泌、浓缩以及排空障碍也是导致早期胆结石发展的重要原因。由此可见，胆囊结石和胆囊炎关系非同一般。

（陈雨强）

胆囊炎会发展成胆囊癌吗？

临床上常常可以碰到胆囊癌患者有多年胆囊炎病史。我们知道炎症和癌症并非是两个截然分立的病理过程，就像慢性萎缩性胃炎是胃癌的癌前病变那样，慢性胆囊炎会不会也是胆囊癌的前奏呢？

其实并非所有的慢性胆囊炎都会癌变，但确有一些慢性胆囊炎有较高癌变的可能，认识了解这些特殊情况就是预防这种隐患的第一步。若条件允许，尽早行胆囊切除手术，不但可以治愈疾病而且可避免胆囊恶变造成的严重后果，以下情况就是值得警惕的隐患苗头：①老年患者，50岁以上胆囊炎患者癌变率急剧增加，占总病例的70%~85%，胆囊炎合并胆囊癌的平均年龄为62~65岁；②女性患者，慢性胆囊炎患者男女之比约为1∶3，根据我们自己的统计，胆石症的发病率，不论何年龄组，女性均高于男性，进入老年组后差别尤甚，因此，女性胆囊癌患者也远多于男性；③病程长、反复发作的慢性胆囊炎患者，胆囊反复受刺激，反复地被破坏与增生，最终可能恶变；④有结石，尤其是多发型或充满型结石患者，结石性胆囊炎的癌变率是非结石性胆囊炎的29.9倍，说明结石刺激因素在癌变中有重要作用；⑤大结石，随着胆石体积的增大，胆囊癌的发生率相应升高，直径大于3cm结石患者比小于1cm者胆囊癌的发生率高10倍；⑥瓷瓶样胆囊，即胆囊壁钙化，多见于65岁以上的女性，它是慢性胆囊炎的终末阶段，瓷瓶样胆囊癌变率高达22%；⑦合并有胆囊息肉样改变的胆囊炎，息肉直径≥10mm者癌变率高达23%，伴有胆囊腺瘤和腺肌增生症者也应提高警惕；⑧黄色肉芽肿性胆囊炎（一种极少见的慢性胆囊炎）患者的胆囊癌发生率也较高。

有上述情况的患者，临床症状往往不严重，如老龄患者痛觉常不敏感，胆囊充满结石、大结石、瓷瓶样胆囊患者往往只有右上腹轻微胀痛不适，因此会导致患者不就医或从医性差的行为，进而酿成悲剧。由此，建议胆囊炎患者应定期门诊随访，控制饮食和服药控制疾病发展，必要时入院行胆囊切除手术。

（孙红成）

为什么胆囊结石常伴有胆囊炎？

胆囊结石引发胆囊炎按照其病程缓急可分为慢性和急性胆囊炎。胆囊结石伴慢性胆囊炎临床上多见，是指胆囊有结石并伴有胆囊壁慢性炎症改变。慢性胆囊炎多因结石长期刺激胆囊黏膜发生慢性炎症所致，胆囊结石也可反复阻塞胆囊管或反复刺激胆囊壁而造成急性胆囊炎反复发作，久而久之转变为慢性胆囊炎。胆汁进出胆囊，胆囊颈是其"必经之路"。胆囊管是胆囊管径最小的部分（只有2~3mm），当胆囊有结石特别是结石较小时，胆囊管易被阻塞，引起胆汁淤积、浓缩，并且刺激胆囊内黏膜使之发生炎症。此外，因胆汁排泄受阻，胆囊胀大，胆囊血管受压，引起胆囊缺血甚至坏死，此时胆囊的内环境有利于体内细菌的生长和繁殖，细菌趁机"兴风作浪"而发生细菌感染导致急性胆囊炎。

胆囊的炎症使胆囊黏膜细胞坏死脱落，和白细胞、细菌等一起组成胆石的核心。胆囊的炎症又可引起胆汁成分的改变，促使胆固醇、胆红素沉积形成结石。结石又可进一步堵塞胆囊管或刺激胆囊壁而加重胆囊炎症。因此，胆囊结石与胆囊炎互为因果，形成一个恶性循环，日积月累导致胆囊结石逐渐增大、充满胆囊，而胆囊炎症逐步加重，最终胆囊萎缩并失去功能。

当然，胆囊结石并不一定引起胆囊炎，少部分胆囊有结石的患者胆囊壁并无明显炎症改变，患者无或仅有轻微的临床症状。部分患者终身无任何症状，只在尸检时偶然发现胆囊结石，但多数患者如不注意饮食可能会导致急性胆囊炎或胆绞痛的发生。

（孙红成）

胆囊结石会引起心脏病吗？

胆囊结石和冠心病都是中老年人常见病，而且两者可以同时出现在一个患者身上，所以过去有人认为胆囊结石可以引起心脏病，但近年来，经过大量的动物实验和临床观察发现，胆囊结石并不会导致心脏病，而是由于两病同时存在时，胆绞痛发作会诱发冠心病症状的发作，这就是临床上所讲的胆心综合征。为什么会出现胆囊患病心脏受累这一现象呢？其主要原因有：①迷走神经反射，当胆道系统疾病发作时，病理性刺激可传导到大脑的迷走神经中枢，由此产生的兴奋再通过迷走神经下传，引起心脏的冠状动脉收缩或痉挛，致使心肌供血受到影响，出现一系列心肌缺血缺氧症状；②感染引起心肌中毒，胆道系统发生感染时，细菌产生的内毒素，再加上水与电解质平衡失调和酸中毒等因素，可使心肌细胞内的线粒体受损，从而影响心肌细胞的代谢，使心脏的传导系统和自动调节功能出现障碍。

那么，如何鉴别自己是患了胆心综合征还是冠心病呢？如果有以下情况，应该首先考虑为胆心综合征：①先有胆系疾病症状，后出现心脏病症状。②胆系疾病加重时，心脏病症状随之加重，胆系疾病好转时，心脏病也随之好转。③胸闷和心前区疼痛发作时持续时间较长，可达数小时，超过冠心病引起心绞痛的发作时间，而且治疗冠心病的措施无效。④心脏病发作的诱因常与进食油腻食物或情绪波动有关。胆心综合征发作时右上腹可有明显的压痛，B超检查胆囊或胆管内有结石、增厚或肿物等改变，心电图检查有时可见冠状动脉供血不足。心脏病症状会随着胆系疾病的控制而不治而愈。

引起胆心综合征的主要原因是胆系疾病，所以，患有胆系疾病的患者应当积极治疗原发病，当胆系疾病好转或治愈后，心脏病的症状也会随之减轻或消失。临床证实，绝大部分胆心综合征患者在摘除胆囊后，心脏病会不治自愈。胆心综合征发现得越早，治疗得越早，效果会越好；否则，持续时间过长，会使心脏发生不可逆的变化，到时候即使胆系疾病治愈了，心脏病症状也不能得到改善。

（丁尔讯）

没有胆囊对身体有影响吗？

在门诊，很多患者被建议行胆囊切除手术时常心存疑虑，总是担心没有了胆囊，少了一个人体的器官，可能会对以后生活产生很大的影响。那么，究竟患者的担忧有没有道理呢？要回答这个问题，应该先从胆囊的生理功能说起。胆囊的主要功能是贮存和浓缩胆汁，而不是分泌胆汁。肝脏每天分泌600~1000ml胆汁，其中约50%在胆囊中浓缩、储存起来，其余进入十二指肠。当食物经过十二指肠时，通过神经和体液的双重调节，分泌大量的胆囊收缩素，引起胆囊发生张力性收缩，胆囊中浓缩的胆汁流出，通过肝外胆道进入十二指肠，参与脂肪的乳化并促进吸收。

胆囊切除术往往是在胆囊存在某种病变的情况下进行的，绝大多数患者的胆囊在术前就已经不同程度地丧失了其正常功能。胆囊切除后，胆管会扩张，黏膜会增厚，胆管的黏液腺分泌增多，胆管经常将胆汁排入十二指肠，以代偿因胆囊储存、浓缩胆汁功能，而不至于影响脂肪的消化和吸收。所以，手术后不必过分忌食荤油。如果人体摄入脂肪过少，对身体并无益处，反而对人体健康不利。当然，手术后身体的恢复以及胆道系统代偿功能的重建需要有一个过程，术后最初的1~2个月，动物脂肪和鸡蛋的摄入量不宜太多，此后食物中脂肪含量也应逐渐增加，使身体有一个逐渐适应的过程。

部分患者术后会出现腹泻现象，一般会持续3个月到半年，这可能是因为未经浓缩的胆汁持续进入十二指肠，食物中脂肪的消化和吸收不能得到浓缩胆汁的参与，消化吸收受到一定影响的缘故，但最终可通过胆管代偿使消化功能逐渐得到调节或补偿。极少数患者术后仍有右上腹绞痛、饱胀不适、恶心呕吐等症状，可能与胆道功能紊乱、胆管内结石残留有关，查明原因后可消除临床症状。关于胆囊切除与大肠癌发病的关系，两者不存在直接的因果关系，目前研究及调查提示的结论也不统一，因此，如果胆囊结石患者担心术后发生结肠癌而不顾胆囊癌的发生风险，宁可用药治疗而拒绝胆囊切除术是不适宜的。

（孙红成）

胆石症会复发吗？

在回答这个问题之前，我们要搞清楚几个问题。①胆囊结石多数为胆固醇结石，主要是因为胆汁中主要成分比例失调，胆固醇含量绝对或相对增加。胆汁在胆囊内因为水分和部分胆盐被吸收而浓缩，但胆固醇是不能被吸收的，结果导致胆囊内胆汁中的胆固醇过饱和，析出后形成胆固醇结晶，加上胆囊动力下降，胆汁淤积，最终聚合成为胆固醇结石。胆总管原发性结石主要是胆色素结石，它的病变基础是胆汁中胆红素钙的过饱和，以及胆道的炎症与狭窄。两者的形成机制不同。②小的胆囊结石可经胆囊管掉入胆总管，成为继发性胆总管结石。③对于胆囊结石，临床上可采用胆囊切除的方法得到根治，而胆总管结石仅能进行取石和引流。

对于胆囊结石，切除胆囊后，因为离开了有浓缩胆汁的病变的胆囊，一般结石不会复发，而进行不切除胆囊的取石治疗等方法，由于病变的胆囊仍然存在，而且如果不使用调节胆汁中胆固醇浓度的药物，那么，胆囊结石复发是迟早的事，如果使用利胆药物，则胆囊结石复发可能比较晚。对于从胆囊中掉入胆总管的继发性胆总管结石，进行取石并切除胆囊后，一般胆总管结石不会复发，而对于原发性的胆总管结石，由于病变的基础在于胆管中的胆汁成分，要想改变比较难，因为胆总管是不能像胆囊那样也被切除的，因此，原发性胆管结石非常容易复发。改变饮食结构、使用利胆药物以及十二指肠乳头切开等可能减少原发性胆总管结石复发的几率。

（刘　俊）

什么是胆绞痛？

胆结石引起的典型腹痛往往比较剧烈，医学上称为胆绞痛。这种疼痛是胆结石移动过程中引起胆囊、胆管或Oddi括约肌发生痉挛性收缩，或因胆结石突然阻塞了胆囊管或胆总管，造成胆囊或胆管的扩张或腔内压力升高，为排出其胆汁，不得不加强收缩，平滑肌强烈收缩便产生了剧烈的绞痛。胆绞痛常发生于饱餐或吃了多量油腻食物，或饮酒、便秘、情绪激动之后，有时当腹部受到震动（如骑马、长途汽车上的颠簸等）或体位的经常改变（如夜间翻身等）时也可诱发。部分患者因结石位于胆道狭窄部造成胆道"通而不畅"，即使无上述诱因，低脂饮食的情况下也可能发生胆绞痛。

胆绞痛常表现为突发中上腹或右上腹的疼痛，有时疼痛还放射到右肩部或右肩胛骨处，随而疼痛急剧加重至高峰，严重时剧痛难忍、坐卧不安、捧腹弯腰、倒地翻滚、放声喊叫、面色苍白、大汗淋漓，直至得到治疗或有时自然减轻。疼痛呈周期性发作，间隔时间为数分钟到数小时不等，疼痛一般持续10分钟至1~2小时，以后逐渐减轻至消失，如持续绞痛5~6小时，则应考虑胆结石并发症的发生。胆绞痛发作时，患者常有恶心、呕吐，胆总管下端结石梗阻常较胆囊的结石梗阻更常引起呕吐。绞痛过后，若同时有胆道感染，则可随而发生寒战、发热，24~48小时后可出现黄疸。当有阵发性的胆绞痛、寒战、发热、黄疸的症状群出现时，提示急性胆道梗阻及急性胆管炎。胆囊结石引起的绞痛，在部位上有时可能不典型，疼痛有时可能放射至下胸部及左胸部，在老年患者常被误诊为冠心病。另外，右侧肾绞痛、急性胰腺炎及高位阑尾炎有时与胆绞痛有相似的症状，容易混淆。

胆绞痛发生期间，应避免进食油腻食物，注意休息，必要时需要禁食治疗，让胆道得到充分的"休息"，同时应予补液支持并酌情使用解痉及抗菌药物，使疼痛得到缓解并阻止胆道并发症的发生。

（孙红成）

发生胆绞痛的一定是严重的胆囊炎吗？

外科急诊常碰到这样的胆石症患者，主诉右上腹疼痛剧痛难以忍受，强烈要求医生给他或她打止痛针；有时也碰到另一种胆石症患者，他或她们比较安静，甚至有点萎靡。前一种患者在医生打了止痛针后不久就疼痛基本缓解，可以回家了；而后一种常需住院治疗，甚至需要急诊手术。前一种患者就是典型的胆绞痛发作和缓解经过。

胆绞痛是胆石症引起的典型腹痛，它是胆结石移动过程中引起胆囊、胆管或Oddi括约肌发生的痉挛性收缩，或因胆结石突然阻塞了胆囊管或胆总管，造成胆囊或胆管的扩张或腔内压力升高，为排出其胆汁，不得不加强收缩，平滑肌强烈收缩而产生的剧烈绞痛，因此，胆绞痛的发生与胆囊的炎症程度关系不大，而主要与结石本身的刺激有关。胆囊炎的严重程度主要取决于胆囊的炎症感染程度。事实上，大多数胆绞痛患者的胆囊炎症并不重，甚至胆囊没有明显炎症。这些胆囊炎症轻微的胆绞痛患者，给予解痉镇痛药后多能迅速缓解。当然有严重胆囊炎的患者也多有胆绞痛，这些患者用了止痛针后症状不能完全缓解，或者有短暂缓解后又加剧。胆囊炎严重与否，疼痛程度本身参考价值不大，而疼痛持续时间、是否进行性加重、有没有腹膜炎体征、发热程度、血压、神志有没有异常才是决定胆囊炎严重程度的表现。

（朱　麟　蒋永新）

胆结石是"富贵病"吗？

随着人们生活水平的提高和饮食结构的改变，高血压、糖尿病、血脂异常等"富贵病"成为如今的常见病。近年来，胆结石、直肠癌、腰椎间盘突出等疾病的发病率突增，其发病原因多是营养过剩、活动量减少，因而医学专家将其列入新"富贵病"行列。绝经期前后的中年妇女患胆结石的几率要比同龄男子高出很多。

营养与健康状况抽样调查结果也显示，近半居民体重超重，近1/3人有肥胖趋势，其中男性超重比例为41.5%，35~50岁超重比例为45%；女性超重比例为39.5%，35~50岁超重比例为43%。男性肥胖比例为25.9%，女性肥胖比例为28.2%。

引起这些所谓"富贵病"的因素主要有吸烟、饮酒、不健康的饮食结构和习惯、少运动等。虽然现在"富贵病"的主要患病人群仍是中、老年人，但年轻患者的比例逐渐上升。现在的青少年喜欢吃高糖、高脂的食品及快餐，而且把休闲时间都用来上网聊天或玩游戏，加上缺乏运动和锻炼，从而导致肥胖，而肥胖会使心脑血管疾病、高血压、糖尿病、胆结石等主要慢性病的发病率大大增高。

（蒋永新）

一旦诊断了胆石症可能有哪些后果？

胆结石的患者在一般情况下无任何症状，常被人们认为是胃肠疾病而被忽略，有些人即使体检发现有胆结石，在没有症状的情况下，他们也拒绝就医，尤其是肝内胆管结石。胆石症不治疗的后果是胆绞痛、胆囊癌、胆源性炎症等。

胆囊结石不是固定不变的，随着饮食引起的胆囊收缩或站或睡体位的改变，结石会活动，若结石移动到胆囊颈或胆囊管并卡在胆囊颈部或胆囊管内，引起嵌顿，胆囊里的胆汁流不出去，胆囊内压力升高，胆囊膨胀，胆囊为排出胆汁，不断加强收缩，胆囊在短时间内迅速膨胀与收缩便产生了剧烈的绞痛。这种绞痛常常是持续性的，阵发性加重，严重者出现休克甚至生命危险。

过去，人们熟悉的只是胆结石、胆囊炎，如今胆囊癌也很常见了，而胆囊癌患者往往都有胆结石，这证明胆囊癌与胆结石有直接的联系。有数据表明，约0.5%~1%的胆囊结石患者并发胆囊癌。胆囊结石并发胆囊癌时常导致误诊，有统计显示，误诊率可达79.5%，胆囊癌往往在胆结石手术时才被发现，且多为晚期，疗效极差，绝大多数患者在1年内死亡。若能早期诊断，及时将没有转移的胆囊进行单纯切除，5年生存率可达92%。任何癌症都应以预防为主，做到早发现、早治疗。对于胆结石直径大于3cm，年龄超过50岁，特别是女性，应考虑预防性胆囊切除。

胆结石导致胆囊炎可能是众所周知的，除此之外，一些小的结石落入胆总管、排入十二指肠，而每次落入胆总管后均可损伤胆总管末端胆胰壶腹括约肌，如此反复则造成胆总管末端狭窄，继发胆总管结石、胆管炎及胆源性胰腺炎。一些大的结石嵌顿、压迫胆囊及其邻近器官会形成胆内瘘，如胆囊十二指肠瘘、胆囊横结肠瘘、胆囊胆总管瘘等。

就科学迅猛发展的今天来说，对胆石症的治疗可谓日新月异，无论是单纯的胆囊结石还是复杂的肝内胆管结石，都有独特的治疗手段。腹腔镜微创技术是最常用的，它不仅用于单纯的胆囊结石，也与胆道镜、十二指肠镜等联合应用治疗肝内胆管结石。

（蒋永新）

胆结石的主要成分是什么？

胆石症是威胁人类健康的最常见的疾病之一，但胆结石究竟是怎样形成的，至今仍然不十分清楚。目前，许多科学家正致力于胆结石成因研究，了解胆结石形成的根本原因和确切的过程，并以此来寻求预防和治疗胆石症的有效方法。研究胆结石的成因，首先要弄清胆结石是由哪些成分组成的。现代分析化学的进步，为研究胆石成分提供了有力的技术手段。通过应用化学微量定量分析、红外光谱、原子发射和原子吸收光谱、电子探针以及质子激发X线发射分析等各种现代科技方法，发现胆结石的化学成分非常复杂，包括胆固醇、胆红素钙、碳酸钙、磷酸钙、磷脂、蛋白质以及铜、铁、锰、锌、铅、锶、钛、铬和镍等多种金属元素，不同类型的结石化学成分也有很大差异，而且每一个患者身上的胆结石的成分也不完全相同。有一些结石的胆固醇含量超过结石重量的一半，而另有一些结石则以胆红素钙及其衍生物为其主要成分，人们将这两类结石分别称为胆固醇结石和胆色素结石。胆结石成分的分析为研究胆结石的成因提供了十分重要的启迪。胆色素结石因为含胆红素较高，是提炼胆红素的好原料，而胆红素又是分析化学和生化研究的重要试剂，是国内外紧缺的医药原料。

（陈雨强）

胆囊切除术后容易患肠癌吗？

近十多年来，有关胆囊切除术以及胆囊结石与结直肠癌关系的研究一直充满争议。三十多年前有学者发现一种现象，即患结肠癌的病例中，不少病例都有胆囊切除的病史。进一步的研究还发现，胆囊结石本身也可能是结肠癌发生的危险因素。然而，随后更多的学者加入研究后产生了截然不同的研究结果。部分学者肯定了胆囊切除术或胆结石与结直肠癌的关系，但更多的学者则没有发现两者的相关性。近年随着循证医学的广泛运用得以获得大组科学研究数据。英国学者利用人群大组资料分析发现，胆囊切除术轻度增加患结肠癌的风险，但不增加患直肠癌的风险；澳大利亚学者从2358组已发表的研究中筛选出42组质量较高的研究进行荟萃分析，发现胆囊结石增加了结直肠癌的患病危险，而胆囊切除术并不增加结直肠癌风险。

科学研究推测胆囊切除术发生结直肠癌与次级胆酸有关，次级胆酸，特别是其中的石胆酸具有致癌或协同致癌作用。正常时胆汁分泌只发生在进食时，初级胆酸与细菌接触的机会很少，产生次级胆酸的量就少，加之正常胆囊能分泌免疫球蛋白保护肠道黏膜，减低了结肠癌变的可能性。胆囊结石或胆囊切除术后胆囊功能受损或丧失，胆汁及其中的初级胆酸持续不断地流入肠道并与细菌接触，产生大量次级胆酸，无疑增加了结肠癌变的风险。

迄今有关胆囊切除术或胆囊结石与结直肠癌关系的研究均非可靠性高的前瞻性随机对照研究，存在结论偏倚不足为奇，但即使仅根据现有的研究我们仍旧可以认为胆囊切除术或胆囊结石即使是结直肠癌的危险因素，这种危险度也是不高的，不足以根本改变对胆囊结石的治疗原则。事实上，胆囊结石与结直肠癌发生的饮食和环境因素类似，导致两者常常相伴，而非因果关系。

（陈雨强）

病因篇

- ◆ 胆囊为什么会长结石？
- ◆ 胆固醇结石是如何形成的？
- ◆ 胆色素结石是如何形成的？
- ◆ 什么是黑色素结石？它是如何形成的？
- ◆ 胆绞痛是如何发生的？
- ◆ ……

胆囊为什么会长结石？

胆结石的成因非常复杂，胆固醇结石和胆色素结石的成因又截然不同。

（1）胆固醇结石：胆固醇结石均在胆囊内形成。目前认为胆固醇结石的形成必须具备以下几点。①胆汁中胆固醇过饱和：胆汁中胆固醇浓度明显增高，胆汁酸盐和卵磷脂含量明显减少，不足以转运胆汁中的胆固醇，此种胆汁为胆固醇过饱和胆汁，即成石胆汁。②胆汁中胆固醇成核过程异常：指胆汁中的小泡聚集融合形成大泡，使溶解状态的胆固醇析出胆固醇单水结晶，是胆固醇结石形成的最初阶段。在此过程中，在成石胆汁中某些成核因子（糖蛋白、黏蛋白、钙离子等）有明显的促成核作用，缩短成核时间。③胆囊功能异常：胆囊结石只在胆囊内发生，胆囊切除以后，胆固醇结石就不再发了，说明胆囊在胆固醇结石形成中的重要性。研究表明，胆固醇结石患者的胆囊对水和电解质的吸收功能增强，使胆汁浓缩；成石性胆汁刺激导致胆囊黏膜分泌黏蛋白增多，在成核过程中起重要作用；胆囊收缩运动减弱，其结果使胆汁淤滞于胆囊内，提供胆固醇结晶形成、聚集和生长所必需的时间和场所。

（2）胆色素结石：绝大多数胆色素结石属胆色素混合结石，其主要成分为胆红素钙，主要发生在肝内、外胆管内，偶尔也可以见于胆囊内，特别是一种黑色素结石，则主要发生在胆囊内。胆道感染是胆色素结石形成的原因。正常胆汁中的胆红素约80%为葡萄糖醛酸胆红素，称为结合性胆红素。感染胆汁中的细菌，包括需氧菌和厌氧菌能产生 β - 葡萄糖醛酸酶和磷脂酶A1，前者使结合性胆红素水解为非结合性胆红素，与钙离子结合形成胆红素钙沉淀；后者使磷脂水解，释放出游离脂肪酸，包括棕榈酸（又称软脂酸、十六烷酸）和硬脂酸（十八烷酸），与钙离子形成硬脂酸钙和棕榈酸钙，两者也是胆色素混合结石的重要成分。胆道感染还使胆道黏膜分泌大量糖蛋白，作为基质把上述各种沉淀物凝聚在一起形成胆结石。应该强调，胆道蛔虫症是胆道感染的重要原因，蛔虫残体又可作为胆石核心，在胆色素结石形成中起到重要作用。黑色素结石的发生则主要与慢性溶血症如遗传性球形细胞增多症、地中海贫血以及肝硬化等有关。

（朱　麟）

胆固醇结石是如何形成的？

胆汁化学成分的改变和胆道动力的异常是所有胆结石形成的必要条件。正常时，胆汁中三种主要化学物质——胆盐、磷脂与胆固醇有一定的比例关系，从而能使胆汁稳定。当各种原因引起胆汁中胆固醇、胆汁酸以及卵磷脂等成分的比例失调，就能使胆汁中的胆固醇呈过饱和状态而发生成晶、析出、结聚、成石。有一些人群，其肝细胞中一种合成胆固醇的关键酶活性特别高，他们肝细胞合成的胆汁中的胆固醇就增多，那些过度进食而很少运动的人，其胆固醇的前体物质多，故胆固醇合成也多，从而在胆汁中处于过饱和状态。

胆汁中胆固醇的过饱和是胆结石形成的必要条件，但不是充分的条件。事实上，很多人都可能在每天的某一时刻胆汁中胆固醇处于过饱和状态，但形成结石的只是一小部分人，原因在于结石形成还有一个关键步骤——成核。成核是指胆固醇形成的最小晶核，它才是最初的结石。胆固醇是否成核取决于成核因子，成核因子大致分成促成核和抗成核两类。经过近二十年的研究，人们逐渐了解到成核因子的本质，它们主要是一些胆汁中的糖蛋白，而且通过刀豆凝集素亲和层析可以将它们中的大部分分离出来；这些促、抗成核因子主要是作用于一种叫"泡"的胆汁相，而最初的晶核就产生在"泡"相中。这种结晶如果条件允许，将越聚越大，最终形成临床可见的结石。使结晶集聚、增大的原因中最重要的就是胆道动力，如果胆道动力正常，胆汁排泄顺畅，形成的结晶会从肠道中排出而不形成结石；反之，将发生胆汁淤滞，就可能使结晶聚合变大。部分患者中，胆石形成前还有胆泥生成。所谓胆泥，是由含胆固醇晶体的黏滞的糖蛋白组成。这种胆泥在超声下可以查见，并且可能是胆绞痛、胰腺炎或胆管炎患者进行辅助检查所能发现的唯一异常处。

（陈雨强）

胆色素结石是如何形成的？

胆色素结石成石机制较为复杂，且缺乏公认的结论。近年的研究发现以下4个方面对胆色素结石形成有重要影响：①胆汁的病理性变化，关键是非结合型胆红素的浓度增高；②离子浓度的变化，主要指钙浓度的增高；③糖蛋白和黏液的作用；④氧自由基的作用。其中胆汁的病理性变化是成石的基础。近半个世纪的研究证明，胆色素结石形成必须有三个必要条件和一个中心环节。必要条件是胆汁中游离胆红素增多、胆汁中钙离子增加及助溶因素减弱，中心环节是胆红素钙的沉淀与溶解平衡失调。其中胆汁中游离胆红素的增高是胆色素结石形成最重要的因素。近年来随着对胆结石成分和胆汁理化性质的了解，有关研究主要集中在致石性病理性胆汁的组成与产生机制上。成石的病理性胆汁中胆红素的主要变化是结合胆红素（CB）含量减少，而不溶性胆红素包括游离胆红素（UCB）和单结合胆红素（MCB）含量增加。20世纪60年代，Maki总结前人的研究成果，提出了著名的胆红素钙结石成因的假说，即Maki学说，该学说认为：感染胆汁中细菌产生大量的β–葡萄糖醛酸苷酶，将结合胆红素，即二葡萄糖醛酸苷胆红素水解成非结合胆红素（UCB）和葡萄糖醛酸，UCB再与钙离子结合而析出胆红素钙。Maki学说较为明确地解释了胆道感染与胆管结石形成的关系，而且强调了β–葡萄糖醛酸苷酶在胆管结石形成中的重要作用，为胆管结石成因的研究做出了重要贡献。

既往的研究证明，胆汁中胆盐减少、细菌作用、磷脂增加等均能使钙离子浓度升高，甘氨酸盐、甘–卵磷脂混合微胶粒、牛黄结合型胆酸能使钙离子充分溶解，细菌能使结合胆汁酸分解并选择性地降低胆盐浓度，而磷脂则能促进钙离子与胆红素负离子的结合。有学者还提出了胆红素钙沉淀–溶解平衡学说，即UCB和离子钙中任何一者的浓度升高都使两者的乘积增大，一旦超过其"条件容度常数"，将导致胆红素沉淀生成，反之，可以防止沉淀生成。

此外，各种胆结石的动物模型在其结石形成的早期阶段都有黏蛋白

（MP）的高分泌现象。过多分泌的黏液就可构成结石的网状支架，胆汁中的胆固醇结晶和胆色素颗粒就可聚集其网眼中形成沉淀。胆色素结石中可测到自由基信号（EPR），其强度与胆红素含量成正比。感染是人体内自由基的重要来源，胆道感染又是胆色素结石的重要诱因，这些线索促使人们探讨自由基与胆色素结石形成的关系。进一步研究表明，自由基使胆红素与钙形成沉淀的常数变小，可见自由基是胆红素钙形成的触发因子。

（陈雨强）

什么是黑色素结石？它是如何形成的？

黑色素结石相对少见，它大约占所有胆结石的6%。黑色素结石主要由胆红素钙高聚体构成，也含较多磷酸钙和碳酸钙，其质地硬，呈圆球形，剖面无特殊结构，不透X线，一般只发生在胆囊内。慢性溶血症、肝胆系统硬化症和老龄是黑色素结石常见病因。各种慢性溶血症如遗传性球形细胞增多症和地中海贫血、心脏机械性假体植入术后的患者以及各种硬化症（肝、胆管）患者黑色素结石发生率高，可能与溶血导致的胆红素产生增加以及肝硬化所致肝脏分泌胆盐降低有关。

黑色素结石中的主要物质也是胆红素钙，因此有人提出其形成机制应该类似于棕色素结石，也是由于游离的非结合胆红素与离子钙结合而沉淀形成，但两者理化特点上的差异（表2-1）也提示，尽管它们在成石的最初机制可能相同，但在其后的发展过程很可能有不同。

表2-1　黑色素结石与棕色素结石比较

	棕色素结石	黑色素结石
剖面形态	层状	无定形
组成	胆红素钙及其衍生物 脂肪酸钙盐（主要是棕榈酸，少量胆固醇，很少碳酸钙和磷酸钙） 胆红素聚合程度低	同左碳酸钙、磷酸钙及微量胆固醇 胆红素聚合程度高

续表

	棕色素结石	黑色素结石
存在部位	肝内、外胆管系统	胆囊
病因	胆道细菌感染、低蛋白饮食	肝硬化、溶血、高龄
预后	手术后易复发	胆囊切除后通常不再发

（陈雨强）

胆绞痛是如何发生的？

胆囊结石患者在进食油脂餐后或在夜间，右上腹部常可突然发生剧烈绞痛，使患者难以忍受，坐卧不安，疼痛还会阵阵加重，并向右肩背部放射。引起绞痛的原因是胆囊结石，在没有症状的间歇期内，结石在胆囊中漂浮不定，在这种情况下，患者可没有任何感觉，当进食油餐后或在夜间，胆囊结石易卡在胆囊颈部或胆囊管内，结石一旦嵌顿，胆囊里的胆汁流不出去，胆囊内压力升高，胆囊膨胀，胆囊为排出其胆汁，不得不加强收缩，胆囊在短时间内迅速膨胀与收缩便产生了剧烈的绞痛，这种绞痛常常是持续性的，伴阵发性加重。有时，由于患者体位变动，虽尚未经治疗，疼痛又可突然缓解或消失，这是由于卡住的结石又退回到胆囊里，或结石被挤入到胆总管里，胆囊内压力随即降低，绞痛因此也就突然缓解。

胆绞痛多发生于患胆结石时，只有在胆结石并发胆绞痛时，才表现为疼痛"来去匆匆"。当结石在胆囊和胆管内漂浮不定时，常无特殊症状，有的患者结石达到2~3cm时，都未发生过胆绞痛，但有的患者结石不大却经常发生胆绞痛，之所以会这样，主要是因为结石因某种原因而移动，引起了胆管或胆囊颈梗阻，疼痛可突然发作，而且非常剧烈。当进高脂肪饮食后，胆囊就会收缩，并将胆囊内结石推移到胆囊颈部和胆管，引起结石嵌顿。这时胆汁的流通出现障碍，胆囊内压力升高，高压使胆囊膨胀或胆管扩张，胆囊肌肉又不断收缩，力图挤走卡住的结石，使胆囊、胆管压力更高，患者就会感到剧烈疼痛。这种胆绞痛在夜间容易发生，因为人躺卧睡眠时，结石会借势滑入胆囊管内。

胆囊摘除的患者，也不等于100%解决问题，尚有20%的患者会发生各种各样的并发症：如胆总管狭窄，易发生在胆囊切除处及"T"字管引流处；胆道感染，胆囊切除后胆管还存在，难免发炎；胆道运动障碍，多由Oddi括约肌痉挛所致；胆道寄生虫；残留或再生结石。这些并发症都有可能产生胆绞痛或类似胆绞痛的腹痛，B型超声波或CT检查可以帮助确诊。

胆囊结石可以引起胆绞痛，胆管结石同样可引起胆绞痛，甚至比胆囊结石更严重，因胆管比胆囊腔直径更小。胆绞痛可以并发胆心综合征，因此要严防胆绞痛的发生。

（蒋永新）

为什么部分胆石症患者会出现黄疸？

胆囊结石很少引起黄疸，但如果大的结石嵌顿于胆囊颈，可以压迫胆总管，引起胆总管阻塞，或者胆囊颈结石穿透嵌入肝总管或胆总管，引起胆道阻塞。梗阻上方胆道压力增高，胆管扩张，最后导致小胆管与毛细胆管破裂，胆汁中的胆红素反流入血，当达到一定的程度（超过2.0mg/dl）即可出现黄疸。有些胆囊结石合并急性胆囊炎时，肿大的胆囊或者肿大的淋巴结可以压迫胆总管引起胆总管阻塞而出现黄疸。

胆总管结石通常可以出现不同程度的黄疸。当结石嵌顿在胆总管下端时，胆汁不能流出，久而久之，胆道内压力不断增高，可以导致肝内小胆管破裂，胆汁中胆红素进入血液而出现黄疸。少数胆总管结石患者，如果结石附壁存在，可能对胆汁流出影响不大，也可以不出现黄疸。通常胆总管结石引起的黄疸有波动性，当结石松动时，黄疸可以减轻，而肿瘤引起的黄疸会呈进行性加深，由此可资鉴别。

肝内胆管结石通常不引起黄疸，这是因为肝内胆管影响范围有限，一支胆管受阻后，这支胆管的胆汁可以自动减少，通过代偿机制由其他胆管增加胆汁分泌，所以很少出现黄疸，但当梗阻靠近近端，或影响多支胆管时，可以出现黄疸。有时肝内胆管结石可以流到胆总管下端并逐渐聚集，从而引起黄疸。

如上所述，胆石症患者出现的黄疸一般是梗阻性黄疸，也就是外科黄疸，多需要外科手术解除梗阻原因。偶尔严重的胆道梗阻伴有严重炎症时，会并发肝脏损害，从而出现肝细胞性黄疸。少数胆石症患者因为手术时输血，还可能发生溶血性黄疸。

（朱　麟）

哪些手术可引起胆结石？

胆结石是我国目前一种常见病、多发病，其发病率逐年升高。胆结石的形成主要与不良饮食习惯、肥胖、遗传、高龄等因素有关。除此之外，一些外科手术也可引起胆结石，尤其是胃手术后胆囊结石的发病率较高，已引起越来越多外科医生的重视。

胆囊的松弛和收缩主要由交感神经和迷走神经支配：交感神经受刺激时，会使胆囊肌肉发生松弛；迷走神经受刺激时，会使胆囊的肌肉发生收缩，使胆囊内储存的胆汁排出从而帮助消化。当胃溃疡患者接受胃大部切除术、迷走神经切断术或贲门癌、胃窦癌患者接受胃瘤根治术，手术范围较广，手术中不可避免地会切断支配胆囊的迷走神经的分支。这些分支，尤其是肝支被切断后，胆囊的张力下降，胆囊长期呈松弛状态，胆汁不能有效地排出胆囊，结果造成胆汁淤积及胆汁成分发生改变。时间久了，胆汁中的胆固醇或胆色素就会逐渐沉淀下来，从而形成结石。因此，胃手术的患者术后应考虑预防性使用一些促使胆囊收缩的药物，如外源性胆囊收缩素（CCK）、多潘立酮（吗丁啉）或一些中成药，改善术后胆囊收缩功能，阻断胆石形成的环节。此外，做过胃切除手术的患者，术后更应该合理地安排饮食，并养成良好生活习惯，以防胆结石的发生。

除了上述胃部手术外，某些因消化道疾病而接受回肠末端切除或广泛小肠切除的患者，术后需要长期通过静脉补充营养，其胆汁酸的肝肠循环被阻断，肝内胆汁淤积，从而造成胆汁性状发生变化，胆固醇饱和度增加，胆汁溶解胆固醇的能力也降低，最终造成胆结石的发生。此外，还有国外学者报道，骨髓移植术后的患者也易发生胆结石，但其结合的性质不是传统的胆固醇和胆色素，而是胆红素钙和钙结合蛋白，其形成具体机制尚未完全弄清楚。

（黄　陈）

胆结石易患人群与4F现象有什么关系？

很早以前，欧洲人就发现了有一些人群特别容易罹患胆结石，并将其总结成4F（或5F）现象。这是由于这四类或五类人的英文首字母都是F的缘故，即female（女性）、forty（40岁）、fat（肥胖者）和fertile（多子女）。也有将fair（白皮肤的）作为第五个F的。

第一个F：女性，从性格上讲，女性少活动，体力劳动少，常有静坐的习惯。胆囊排空延迟，胆汁淤滞在胆囊内，有利于细菌繁殖。另外，由于胆汁在胆囊内滞留的时间较长，胆汁碱性就逐渐升高而刺激胆囊黏膜，产生黏膜慢性炎症及形成结石。再者，由于女性雌激素的作用，直接影响肝脏内的酶系统，使肝细胞分泌胆汁含胆酸盐减少，胆固醇分泌量增加，从而使胆汁中的胆固醇不能被有效溶解，导致胆固醇结晶析出，沉淀后形成结石。雌激素还能干扰胆囊收缩功能，造成胆汁排放受阻，胆汁淤积，促使胆结石的发生。据统计，胆囊炎、胆石症女性比男性高3~4倍。

第二个F：40岁，人过40岁，就逐渐走向衰老，机体出现较大的变化，如体力活动减少，脂肪代谢合成大于分解，人体开始发胖，胆囊功能减弱，胆道蠕动减少，胆汁滞留，这些多重因素综合在一起，给胆结石的形成以足够的时间，就容易诱发胆囊炎、胆石症。

第三个F：肥胖者，一般喜欢吃高脂肪、高胆固醇食物的人不仅体形肥胖，而且血液、胆汁中的胆固醇含量也明显增高，使胆固醇处于过饱和状态。在这种情况下，胆固醇容易析出、沉淀，形成结石。

第四个F：多次生育，妇女妊娠以后，体内各种代谢都会发生一系列的变化，为怀孕、分娩、哺乳等做好准备。母体内胆固醇含量明显增高，脂肪合成加快，分解减少。这当然给胎儿带来了好处，但也相应增加了一个潜在的危险因素，即胆固醇增高引起胆石症。正常情况下，分娩和哺乳结束后，脂肪代谢又恢复到原来的水平，但多次生育会使胆固醇代谢紊乱，形成胆囊炎、胆石症的好发倾向。另外，妊娠后期，膨大的子宫压迫十二指肠内胆总管的开口，使胆汁排出不通畅，加上妊娠期间活动减少，胆汁淤积在胆囊内，既有利于细菌的繁殖，又因胆汁浓缩、胆固醇过饱和而发生沉积，给结石和炎症的形成提供了有利条件。

当然，4F者患病率高，但不一定都患胆结石，无4F特征者也有患胆结石的。所以，如果您有4F特征，平时在生活上，尤其是饮食方面要特别注意。

（陈雨强）

不吃早餐为什么易患胆结石？

不吃早餐者胆结石的发病率大大高于饮食有规律者，按时进餐，特别是早餐，是预防胆结石的最好方法。当食物进入十二指肠时，肠道会反应性地分泌胆囊收缩激素，使胆囊收缩，这时大量的胆汁被排出到达肠内帮助消化，可以防止结石形成。有的人不吃早餐，经过一夜的空腹，肝胆汁分泌减少，胆囊内胆汁淤积，胆汁中水分和部分胆酸被吸收而造成胆固醇浓度及相对含量增高，形成胆固醇过饱和的胆汁，胆固醇过饱和后就容易析出结晶，最后结晶逐渐在淤滞的胆囊胆汁内聚合而形成胆结石。

（江 弢）

吃油太多易患胆结石吗？

健康的人需要健康的饮食，淀粉、蛋白质、脂肪、无机盐、维生素、水等要均衡合理，不为饱口福而没有节制地乱吃，尤其是高脂肪东西，因为油腻食物中含有较多胆固醇，吃得太多影响胆汁酸、胆固醇、卵磷脂、钙盐的平衡，容易患胆结石，一旦发生，影响正常的工作和生活，增加痛苦。

胆结石的发病机制尚不十分清楚。胆固醇结石的发生与代谢因素关系密切，又称代谢性结石，与类脂质代谢障碍如胆汁酸、磷脂含量下降，胆固醇等含量增多有关，与生育、肥胖、饮食、高甘油三酯血症相关。肝硬化以及各种原因引起的溶血状态、寄生虫等则与胆色素结石有关。对于占胆结石大多数的胆固醇结石而言，过多进食油脂类确实会增加胆汁中胆固醇的分泌，导致胆固醇过饱和而易析出成石。除此之外，进食糖类过多同样也可以转化为脂肪，导致胆汁中胆固醇分泌过多，容易形成结石。然进食任何食物都不能走极端，油脂食物也是如此，多吃固然不好，但不吃同样有害。且不说不吃油脂类可能造成的营养障碍，不吃油脂不仅不能防石，相反只会促进结石形成。这是因为胆囊的规律性排空是防止胆结石形成的重要机制，而胆囊收缩主要依靠胆囊收缩素，脂类食物进入十二指肠可以促使最多的胆囊收缩素释放，不吃脂类将使胆囊收缩素大大减少，造成胆囊排空障碍，从而有利于结石形成。

为了防止胆结石，膳食中食物宜采用蒸、煮的方法为主，忌食过多的油炸、生冷食品。由于胆结石的形成与体内胆固醇含量过高有关，所以对动物内脏、鱼卵、蛋、肥肉等应严加控制和约束。平时宜多吃些富含维生素的水果和蔬菜。姜类有促进胆固醇代谢的作用，可以常吃。对于肥胖的患者，还要适量限制糖类和含糖量高的食物摄入，以利于减少脂肪的合成。另外，一日三餐要合理安排，早餐要吃好，以便让储存了一夜的胆汁排出，减少胆固醇沉积或结晶的可能。

（蒋永新）

胆囊结石有哪些类型？它们是如何形成的？

胆囊结石是最多见的胆结石，在发达地区大约占所有胆结石的80%。

胆囊结石按其化学成分可以分为胆固醇结石、胆色素结石和混合性结石，其中胆固醇结石和以胆固醇为主的混合性结石占了胆囊结石的绝大多数。胆色素结石又可以分为棕色素结石与黑色素结石两类，前者主要见于胆管内结石，很少见于胆囊内，后者更为少见，但基本都发生在胆囊内。

胆固醇结石的形成主要与胆汁中胆固醇浓度的升高、一些促石因素及胆汁潴留有关；多吃高能量、高脂肪、低纤维素食物，饮食无规律，缺乏运动等都是胆固醇结石的易患因素。棕色素结石的形成主要与胆汁中胆红素钙的沉淀、聚集有关；细菌感染、寄生虫感染、低蛋白饮食等是棕色素结石的易患因素。黑色素结石也是由胆红素钙的聚合而形成，但与棕色素结石不同的是，黑色素结石中胆红素钙的交联程度高得多，因此也坚硬得多；黑色素结石的易患因素是慢性溶血症与肝硬化。

（丁尔讯）

胆管结石有哪些类型？它们是如何形成的？

胆管结石是胆道系统中常见的疾病，根据结石的部位不同可分为肝外胆管结石和肝内胆管结石。一般认为胆道感染（尤其是寄生虫如蛔虫的感染）、胆汁的滞留及胆固醇代谢障碍为结石的主要原因，且往往是多种原因综合形成结石，不过一种类型的结石在其形成过程中常以某种特殊病因为主。

病理上胆管结石由成分不同的胆固醇、胆色素和钙盐所组成。根据胆管结石成分的不同亦可分为胆固醇结石、胆色素结石及混合性结石。胆固醇结石多为单发圆形且较大，表面光滑可呈颗粒状，剖面呈放射状，可透X线。胆色素结石多为多发，小而无一定的形态。如果为混合性结石，其中心多为胆固醇（寄生虫的残体或虫卵亦可构成核心），形成同心分层状，可单发或多发，大的结石多数位于胆囊内，位于胆管内的结石多数较小且会产生梗阻，导致胆管扩张甚或感染。

作为结石形成的一般规律，它们都经历胆汁成分的析出、沉淀、成核及积聚增长等基本过程。其发病机制包括几种要素：首先，胆汁中的胆固醇或钙必须过饱和；其次，溶质如胆固醇或胆红素钙必须从溶液中成核并呈固体结晶状而沉淀；第三，结晶体必须聚集和融合以形成结石，结晶物在遍布于胆囊壁的黏液、凝胶里增长和集结，胆囊排空受阻时有利于胆结石形成。

胆固醇结石形成的基础为胆汁中胆固醇、胆盐以及磷脂等成分的比例失调，导致胆汁中的胆固醇呈过饱和状态而发生成核、析出、结聚、成石。大部分胆汁中的胆固醇来源于肝细胞的生物合成，而不是饮食中的胆固醇转运而来。胆固醇结石的形成，主要是由于肝细胞合成的胆汁中胆固醇处于过饱和状态，以及胆汁中的蛋白质促胆固醇晶体成核作用；另外一个重要因素则应归因于胆囊运动功能损害，致使胆汁淤滞，从而促进胆石形成。此外，目前还有一些研究显示，胆囊前列腺素合成的变化和胆汁中钙离子浓度的过高也可能促进胆石形成。在部分患者中，胆结石形成的前提条件是胆泥生成。所谓胆泥，是由含胆固醇晶体的黏滞的糖蛋白组成。这种胆泥在超声下可以查见，并且可能是胆绞痛、胰腺炎或胆管炎患者进行辅助检查所能发现的唯一异常。

胆色素结石包括黑色素结石和棕色素结石两种。黑色素结石主要在患有肝硬化或慢性溶血性疾病患者的胆囊内形成，而棕色素结石则既可在胆囊，又可在胆道内形成。胆色素结石形成的基础均为非结合型胆红素钙的过饱和，并析出、聚集成石。棕色素结石与黑色素结石的区别仅在于后者胆红素钙交联程度远高于前者。

（陈德健）

在我国为什么胆色素结石比较多见？

在20世纪80年代以前，国内的统计显示，我国的原发性胆管内色素结石约占胆结石病例的50%，这远远高于欧美发达国家。我们知道，低蛋白饮食和细菌感染是胆色素结石的主要易患因素，这就是为什么在我国，经济欠发达的农村地区胆色素结石发病率很高的原因：他们的饮食结构中碳水化合物占了很大比例，缺乏蛋白质、脂肪，致使饮食结构失衡；加之广大农村、沿海地区的生活方式和卫生习惯，蛔虫在人体内的寄生相当广泛，蛔虫可将细菌带入胆道内。细菌亦可经门静脉血流到肝脏并排至胆道内，肠道内细菌尚可通过Oddi括约肌反流入胆道内；胆道感染几乎全部发生在肝内胆管结石的患者，胆汁中细菌密度很高，反复的胆道感染降低了胆道组织的抗损伤能力，使胆管上皮再生不良，增加了胆管狭窄的发生率，造成胆汁淤滞。胆汁淤滞有利于胆汁内细菌繁殖及产生大量的 β - 葡萄糖醛酸苷酶，这均是形成胆管内色素结石的重要原因。

西方国家的结石则以胆固醇性为主，其饮食结构为高蛋白、高脂肪为主。日本人的胆结石原先三分之二为胆色素结石，但其近年来随着饮食的西化，这种结石的发病率已明显减少，而胆固醇结石则显著增多。1984年我们对北京地区的胆结石进行分析，发现与日本胆结石类型的变动相似，这种变动趋势与我国城市居民中蛔虫感染率下降，饮食中蛋白、脂肪的含量增加有关。非洲的黑人中胆石症少见，专家认为与黑人饮食中丰富的纤维素含量有关。然而在西式化饮食及生活水平较高的黑人中，胆固醇结石的发病率有所增加。所以，饮食和生活习惯与胆结石的类型呈正相关。

（陈雨强）

为什么美国西部印第安女性特别易患胆结石？

普遍认为美国印第安人有全世界最高的胆结石发生率，高达50%的男性和高达80%的女性患胆结石，这是20世纪60年代研究者从美国亚利桑那州Pima印第安人通过胆囊造影得出的结论。此后的研究还发现，无论来自于哪个地区的美国印第安人，无论他们的生活方式、饮食习惯如何不同，都同样具有很高的胆石症发病率；其他种族，如果带有印第安血统，也具有比没有印第安血统者更高的胆结石发病率。据此认为，这些美国印第安人胆结石高患病率的主要原因是具有遗传易感性，但迄今为止还没有找到确切的易感基因。

尽管胆结石易感基因还不明确，但人们的研究数十年来从未中断。一般认为胆石病是一种多基因遗传病，由于基因突变造成的细胞内和细胞间的胆固醇合成和转移障碍，胆盐、磷脂及各种糖蛋白量和质的异常以及胆道动力的紊乱都可能影响胆结石的发生和发展。胆结石涉及到的基因包括肝脏脂肪的合成酶类、转移酶类、调节酶类、脂蛋白受体、缩胆囊素及其受体相关的基因和辅助因子等。已经研究的具体的基因有 GP330、Soat2、ApoB、Npc1 和 Slc10a2 等。1995 年 Carey 等通过对胆结石易感小鼠进行研究，发现 2 号染色体上存在一个易感基因，命名为 Lith 1 基因，开启了胆固醇结石病在遗传基础方面的研究。实验中发现，在易成石小鼠的子代中，135 个子代小鼠中 102 个形成胆石，成石与未成石之比为 3 : 1，在这种成石小鼠中胆石症具有显性遗传性状。随后的研究中，又发现小鼠的 6、7、8、10、19 和 X 染色体上存在胆囊结石病性状连锁位点，提示胆石症为多基因遗传。

（陈雨强）

胆囊切除术后不会发生胆囊炎、胆囊结石吗？

胆囊切除术后当然不可能再发生胆囊炎、胆囊结石了，这是毫无疑问的。但事实上，医生在临床工作中还时不时出现这样的情况：患者的体征和症状提示为胆囊炎，而且影像学检查如 B 超、CT 也支持为胆囊炎、胆结石，但患者明确告诉医生，他或她某年在某地早已经做过胆囊切除术了。这是怎么回事呢？

那得从胆囊解剖结构谈起。胆囊是一种类似倒置的梨的器官，从上到下依次为胆囊底、胆囊体、胆囊颈和胆囊管，并通过胆囊管与胆总管相通。正确的胆囊切除术必须在离胆总管 0.5cm 处切断胆囊管，如果切断点离胆总管太远就可能遗留太长的胆囊管，甚至是胆囊颈，这些冗长的胆囊管或胆囊颈部就如同留下了一个小"胆囊"，当然有可能再发生胆囊炎、胆囊结石。这种情况常发生在急诊手术时，因为胆囊炎症严重，局部充血水肿明显，常致解剖显示不清，为了避免引起大出血和严重的胆道损伤并发症，手术医生往往想尽快结束手术而不做深入解剖，遗留这种小"胆囊"就很有可能了。在医学上，我们称这种做过胆囊切除后发生的"胆囊炎"为胆囊"残株炎"，这些患者经常伴发残株结石，引起类似胆囊炎、胆结石的表现就不足为奇了。

（陈雨强）

为什么女性比男性更易患胆囊结石？

无论男女，身体中有很多激素，包括雄激素和雌激素，但男性雄激素要明显高过雌激素，而女性则是雌激素明显高过雄激素。男性和女性都会患胆囊结石，不过雌激素会使胆固醇更多地聚积在胆汁中，胆汁中胆固醇高度饱和，容易形成结石，所以女性比男性更容易患胆囊结石。女性妊娠后，也常常会促使胆结石的形成。由于女性体内的性激素对胆汁的化学成分和胆囊的收缩功能起一定作用，因此，长期口服避孕药者，患胆结石的人比正常人多2倍，绝经后用雌激素类药物治疗的妇女，患胆结石的也明显增多，这些可能都与性激素的作用有关。

（蒋永新）

胃切除的患者为什么易患胆石症？

科学研究表明，胃切除术后的患者患胆石症的几率要高出一般人2~3倍。那么，做了胃切除手术后，为什么容易患胆结石呢？我们知道，胆囊受到交感神经和迷走神经的支配，刺激交感神经，会使胆囊壁平滑肌松弛，而迷走神经兴奋，可使胆囊的肌肉发生收缩，排出贮存在胆囊内的浓缩胆汁。外科行胃切除手术时，手术中有时很可能会切断支配胆囊的迷走神经分支，特别是做全胃切除术或近段胃切除术时，这些分支被切断后，减少了迷走神经的刺激，造成胆囊肌肉收缩无力，不能有效地排出胆汁，结果胆汁就淤积在胆囊中，胆囊吸收胆汁中大量的水和电解质，胆汁浓缩后胆固醇就容易析出沉淀，析出的胆固醇滞留在胆囊越久，就越可能会形成胆结石。此外，胆汁在胆囊内淤积后，还会使肝脏胆汁酸的分泌量减少，使胆汁溶解胆固醇的能力降低，也有助于胆结石的形成。然而只有胆固醇结晶的析出和沉淀还不足以形成结石，胆囊有效的收缩，会将析出沉淀的胆固醇排入胆囊管，并进而排至十二指肠。胃切除术后，支配胆囊收缩的神经和体液因素均被不同程度地破坏，胆囊的收缩功能明显减弱，有利于结石的形成。因此，过饱和胆汁的形成和胆囊收缩功能的紊乱都是胃切除术后形成胆结石的主要原因。做过胃切除手术的患者应该合理地安排膳食，并定期进行病情复查，以防止胆结石的发生。

（孙红成）

胆石症发作有哪些常见诱因？

很多胆石症患者平时可以正常地生活，没有不适或只有轻微的症状，但是胆结石就像一个隐性的炸弹潜伏在人们的身体里面，一旦碰到一个合适的机会，有人冒失地点燃了"引线"，它就会毫不客气地发作，就像炸弹爆炸一样，一下子就可以给患者带来巨大的痛苦，剧烈的腹痛、肩背痛、腹胀、恶心、呕吐，甚至带来生命危险。那么这个"引线"是什么呢？用一句专业的话就是：胆石症发作的常见诱因是什么呢？

我们根据临床的经验和资料总结胆石症的常见诱因有：①过度疲劳：极度劳累导致身体的抗病力下降，潜伏的细菌趁虚而入，引发胆石症急性发作；②暴饮暴食；③进食油腻、辛辣食物；④腹部受凉；⑤情绪失调；⑥长期卧床；⑦饮食不规律，如长期不吃早餐，喜食宵夜等常可诱发胆石症发作。生活条件在不断地提高，亲朋好友间聚会也逐渐增多，不少人节日期间"吃大餐"机会多，吃大鱼大肉的频率也很高，暴饮暴食与肥腻饮食成了胆结石等结石病的主要诱因。一些经常忙应酬、过夜生活、长期出差的男性易患胆石症且易发作。很多中老年人体内都有不同程度的结石，但小结石一般可通过自身的排泄功能逐步排出，只要合理饮食，大多可避免结石的疼痛及手术之苦。

为了摆脱胆石症发作的困扰，已经罹患胆石症的人群要注意以下几点：劳逸结合，避免过度劳累，保持良好的作息和饮食规律，避免暴饮暴食，多食清淡健康食物，保持良好的心理状态，避免大喜大悲，适当参加体力活动，进行体育锻炼，养成良好的生活习惯。

（陈德健）

急性胆囊炎是怎么引起的？

急性胆囊炎是胆囊结石的一种常见并发症，如果治疗不及时，急性胆囊炎会进展为胆囊积脓、胆囊坏疽、穿孔、胆汁性腹膜炎甚至败血症和感染性休克，因此，急性胆囊炎是应该被认真对待的外科急腹症。那么，急性胆囊炎是如何引起的呢？

急性胆囊炎的病因毫无疑问是胆囊结石，大约90%的急性胆囊炎是由胆囊结石引起的。当胆囊结石嵌顿在胆囊颈部，可以导致不同程度的胆汁排泄障碍，胆汁因此浓缩；肠道细菌上行进入胆囊，在相对封闭的环境内大量生长，引起胆囊化脓性炎症；由于胆囊管阻塞，感染的胆汁不能排出，且炎性液体不断分泌，导致胆囊腔压力进行性增高，引起胆囊血供障碍，胆囊发生坏死和穿孔。由此可见，急性胆囊炎发生的一个基本条件是结石引起胆汁排出障碍，任何可能使结石移动并嵌顿到胆囊颈部的因素都可能成为急性胆囊炎发作的诱因。常见的诱因包括饱餐、高脂饮食、过度劳累、剧烈运动等，很多患者的发作发生在夜间睡眠时，这与卧位时胆囊颈部位置最低，结石容易滑到胆囊颈，以及睡眠时迷走神经最为兴奋，胆囊收缩强有关。

大约10%的急性胆囊炎患者并没有胆囊结石，这种所谓无胆石性急性胆囊炎是一种更为凶险的外科急症，发展迅速，如果不及时治疗，常在24小时内就会发生胆囊坏疽和穿孔，死亡率高达50%以上。这种胆囊炎主要发生在老年有血管粥样硬化基础的患者身上，或者见于严重创伤和大面积烧伤后的患者，或者见于有严重免疫缺陷的患者，其发病机制与胆囊缺血、细菌侵袭有关。这种胆囊炎因为常常合并其他严重疾病而掩盖了胆囊炎病情，故常致诊断延误，需加倍警惕。

（陈雨强）

快速减肥易患胆结石吗？

减肥已经成为现代人们挂在嘴边的词了，特别是现在以瘦为美的观念深入人心，加之生活的改善，肥胖的人的确日益增多。肥胖者都希望尽快减肥，但是令众多减肥者所始料不及的是减肥不当也会致病，特别是快速减肥。

减肥怎么会与胆结石有联系的呢？目前发现，减肥导致的胆结石多为胆固醇结石。胆汁中含有胆固醇、胆盐、钙和卵磷脂等，它们之间保持着一定的比例，从而保持各成分的溶解度，如果这种正常的比例被打破，则胆固醇就有可能从胆汁中析出，进一步融合集结、增大，成为胆结石。近年来，国外科学家对因减肥所致的胆结石患者做过专门研究，结果发现，减肥者胆汁中的胆盐含量明显增加，黏液增加至少10倍以上，钙类也增加40%，而钙与黏液的增加，可促使胆结石中心灶的形成。同时，这时候胆汁中的糖蛋白亦有助长胆固醇集结成核的作用。

此外科学家还发现，减肥时限制饮食，摄入热量低，不吃米饭，不吃油腻食物，只吃数量有限的蔬菜等，其结果是减肥者胆囊收缩功能减弱，胆汁淤滞，胆固醇易析出沉淀形成结石。

胆结石的形成还与减肥的速度及开始减肥时的体重有关，因减肥所致的胆结石多发生在减肥的头两年，尤其是以快速减肥的2~4个月内，约有25%的人发生胆结石，其中以手术减肥致胆结石的发生率更高，每周减少体重越多则胆结石的发生率越高，减肥造成的胆结石与年龄无关，但与性别有关，男多于女。

减肥所致的胆结石临床大多无症状，有症状的不到20%，表现为饱食或进油腻食后出现右上腹闷胀不适或疼痛，伴背部的放射痛等症状，严重的可以出现发热、寒战和黄疸。

那怎么能减肥而又不患胆结石呢？

减肥不能急于求成。刚开始减肥的时候不宜快速减肥，应从小量开始，缓慢进行，贵在坚持。

选择合适的减肥方法，要慎重选用手术减肥，不要过度节食，尽量多运动，多消耗能量，运动是最佳的减肥方法，如果能坚持参加运动，不仅能增强机体内脏器官的功能，促进新陈代谢，而且可达到增加肌肉、减少脂肪、增强体质的目的，还能预防在膳食或手术减肥过程中可能发生的并发症。

药物可预防胆结石形成，在减肥治疗中，若能同时服用熊去氧胆酸，增加胆汁中胆酸的含量，可大大地增加胆固醇的溶解度，减少结石形成的可能。

（张　放　乐　枫）

结石病与补钙有关系吗？

人们每天都从饮食中摄入一定量的钙，又从尿和粪便中排出一定量的钙，血钙总是维持在一定的范围内，它主要与胃肠道的吸收和排泄、肾脏的重吸收和排泄、骨的再吸收和矿化这三方面有关。在过多补钙时，通过肾脏滤过、排出的钙较多，在泌尿系统中，尿钙含量较高，增加了泌尿系统形成结石的机会，对于其他器官，形成结石的机会较少。因此，一般情况下，补钙不会诱发或加重胆结石，胆结石患者可以补钙。

（陈雨强　张　放）

肥胖者易患胆石症的原因是什么？

胆结石是胆道中任何部位出现结石的一种疾病，既可以发生在胆囊中，也可以发生在胆管中。在肥胖人群里，患胆结石的人要比普通人多。当体重超过理想体重的50%后有临床症状的胆结石可增加6倍之多。

按结石组成成分的不同，胆结石主要分为两种：胆固醇结石和胆色素结石。肥胖者容易患胆固醇结石。人体内的胆固醇最主要的排出途径就是溶解在胆汁里，通过胆道排泄到肠道，进而经粪便排出体外。胆汁中还含有胆盐和卵磷脂等，它们之间保持着一定的比例，从而保持各成分的溶解度。如果体内胆固醇过多，或是胆汁的成分有所变化，则胆固醇就有可能从胆汁中析出，沉积到胆道里，慢慢聚集而形成结石。肥胖者容易患胆固醇结石是由两个原因造成的。一方面，肥胖者体内的胆固醇比普通人多得多。肥胖者往往爱吃高胆固醇的饮食，摄入的胆固醇比较多，另外身体内合成的内源性胆固醇也多，每增加10kg的脂肪组织，每天就会多合成胆固醇大约200mg，相当于多吃一个鸡蛋所含的胆固醇。另一方面，肥胖者胆汁内的磷脂和胆汁酸的含量也有改变，就使得胆固醇在胆汁里容易达到过饱和状态，于是就沉积到胆道里，形成了结石。另外，减肥过程中也可以增加其他形成胆结石的可能。

综上所述，肥胖者若要预防胆石症，就应该少吃高胆固醇的食物，同时必须积极减轻体重，但不能以不吃早餐来控制体重。

（张　放）

中年女性为何易患胆石症？

胆石症是各个年龄段的人都可能罹患的疾病，但以女性居多，调查显示，女性高出男性2~4倍，从年龄上看，又以中年女性居多。这是什么原因呢？

女性体内的雌性激素能直接影响肝脏酶的代谢，从而使肝细胞分泌胆汁的成分发生改变，即胆酸含量减少，胆固醇含量增加。此外，雌性激素还能干扰胆囊收缩功能，使胆汁排出受阻，造成胆汁淤积，促使胆结石形成。

多次妊娠、多胎生育的女性发病较多，因为妊娠期间血液中胆固醇上升，胆汁中胆固醇亦随之增多，胆固醇与胆汁、卵磷脂比例发生改变后，形成一种不平衡状态，胆固醇易沉积形成结石。

中年女性家务缠身，又喜静不爱运动，从而使胆囊收缩能力下降，排空延迟，导致胆汁淤积、过度浓缩，胆盐溶解胆固醇的能力下降，胆固醇易结晶析出，并逐渐聚合为结石。

有部分女性为减肥而不食早餐也是易患胆结石因素之一。不吃早餐的人，胆汁长时间储存在胆囊内，水分被吸收导致胆汁过度浓缩，其中胆盐成分的化学刺激可使胆囊黏膜发炎，改变其功能，且胆汁滞留时，胆汁碱度增高，胆盐溶解胆固醇的能力随之降低，促使胆石形成。

（沈　洋）

胆石症会遗传吗？

对胆石症会不会遗传这样一个问题，科学家有着不同的看法。有些科学家认为，胆结石特别是胆固醇结石的形成有一定的遗传基础，有这种遗传基础的人就比一般的人更容易患胆石症。美国的印第安人是世界上最易患胆石症的一个民族，30岁以上的女性或55岁以上的男子中，有胆结石的竟占到70%。科学家并未能发现在北美印第安人的生活环境中有任何特殊的会引起的胆结石的致病因素，因此认为印第安人易患胆石可能与他们的特殊的遗传素质有关。有人统计，在半数以上的因胆结石而做了胆囊切除手术的患者的亲属中，也同时发现有胆结石。分析胆结石患者的兄弟或姊妹的胆汁，发现有许多人的胆汁是所谓过饱和胆汁，推测胆结石患者的同胞日后也容易患胆结石。

有些科学家则认为胆结石的发病主要受生活中某些环境因素的影响，而与遗传因素的关系不大。胆固醇结石在日本并不像在美国那样常见，那些移居美国多年的日本侨民，因接受了美国人的生活方式，患胆结石的机会就与美国当地的居民相接近。在最近的研究报道中，有的美国科学家宣称，胆结石的发生与人的社会经济地位有一定的关系，不论哪一人种，那些社会经济地位较低的人要比社会经济地位高的人更容易患胆结石。在环境因素中，饮食情况被认为是与胆结石发病有关的主要因素。

综合以上两种不同的看法，现在可以这样认为，胆石症是许多因素，包括遗传基础和环境因素共同作用的结果。

（沈　洋）

常吃零食易患胆结石吗？

有不少人劳累一天后或平时休息在家时喜欢坐在沙发上看电视，茶几上摆放着一大堆零食，边看节目边吃各类零食，十分地享受。可是他们不知道，这是一种不利于健康的坏习惯，很容易患上胆石症，有专家甚至认为，这就是我国胆石症发病率升高的原因之一。

为什么吃零食会导致胆结石呢？一方面，因为人大多是坐着吃零食，当身体呈一种蜷曲体位时，腹腔的内压会增大，胃肠道的蠕动受到了限制，这样就不利于食物的消化吸收和胆汁排泄，妨碍了胆汁酸的重吸收，导致胆汁中胆固醇与胆汁酸的比例失调，胆固醇容易沉积下来形成结石。另一方面，零食不是高糖高脂就是香辣刺激之品，而长期食用这些高糖高脂、香辣刺激的零食就会引起肥胖，肥胖者胆固醇的代谢失常，过多产生的胆固醇就会排泄到胆汁中，胆固醇代谢障碍导致胆汁中的胆固醇、胆盐和卵磷脂的比例失调，不能溶解这些过多的胆固醇，于是胆固醇在胆汁中就呈过饱和状态，非常容易析出结石。据有关报道，体重超过正常标准15%以上的人群，胆石症的发生率要高出正常人群5倍，特别是20~30岁的肥胖女性，本身由于雌激素水平高影响了肝内葡萄糖醛酸胆红素的形成，使非结合胆红素增高，雌激素又影响胆囊排空，引起胆汁淤滞，这样极易形成结石，而40岁以上的女性由于面临绝经，体内雌激素减少，代谢水平相应下降，也容易形成结石。因此，平时要合理饮食，尤其是那些年轻女性，偶尔吃点健康的零食调节饮食习惯无可厚非，但一定要避免长期食用高糖高脂、香辣刺激的零食。以下一些零食可供选择：①鲜山楂，含有三萜类和黄酮类成分，富含维生素C和各种酸类，促进消化，能够降脂利胆；②鲜笋丝，是高纤维食品，其粗纤维能使胆盐和胆固醇保持一定比例，从而减少胆固醇的沉积，防止胆结石的形成；③核桃仁，含有的丙酮酸能阻止黏蛋白与钙离子、非结合型胆红素的结合，能使其溶解、排泄；④鲜鱼片、脱水的蔬果片等。

（乐　枫）

营养过剩易致胆结石吗？

随着社会进步、人民生活水平的提高，人们在饮食上过多选择了高脂肪、高糖饮食，含有高纤维的食物被忽视，长此以往造成营养过剩已经是常见的问题了，而由营养过剩导致的多种慢性疾病如心脑血管疾病、代谢综合征、癌症等显著增加。营养过剩会导致肥胖，进而形成胆石症，这一观点也已被医学界所证实。近年来，胆石症的发病率逐年升高，且平均发病年龄也呈下降之势，究其原因，营养过剩是主要原因。

现代医学研究表明，胆结石可分为胆固醇结石、胆色素结石、混合性结石三种，其中最常见者为胆固醇结石。我国曾有大型调查显示，在饮食习惯中，凡过多食入蛋白质、脂肪或糖类者，其胆固醇结石发病率都较高。胆结石的形成主要与代谢紊乱有关，长期高蛋白、高脂肪、高热量、高油腻的膳食结构会导致胆汁成分改变，胆汁中的胆固醇或胆色素浓度过度饱和，就会发生沉淀、结晶，形成胆结石。胆结石常会阻塞胆囊管引起胆囊炎，如果长期刺激胆囊黏膜还可能引起癌变，因此，无论是否发现患有胆石症，首先需要注意的就是限制饮食结构中胆固醇及糖分的含量，养成每天按时、合理的饮食习惯，多吃粗粮，做到精细搭配，多食新鲜的瓜果蔬菜和菌菇类食品，多食用低脂、低胆固醇的鱼类，在烹饪食物时少开大油锅，多用清炒、清蒸、煨炖等方法。对于含胆固醇高的食物，如动物内脏、蛋黄、蟹黄、奶油制品等，还有汉堡等"垃圾食品"都应该尽量少食或不食。胆固醇的摄入量每天应该控制在300mg以内。除了上述饮食习惯的改变外，还可以进行适当的体育锻炼，主动消耗多余的脂肪。相信只要做到以上这些，营养过剩就能够避免，胆结石一定会远离你。

（乐　枫）

哪些药物易致胆结石？

胆结石的形成主要与胆汁中胆固醇或胆红素钙含量相对增高、促进成核因子存在以及胆汁淤积等因素有关，任何能影响上述过程的因素都可能导致胆结石生成。临床工作中，发现一些药物能通过影响上述结石形成的不同环节促使胆结石形成，其中有些药物致石作用较为明显而得以公认，如某些避孕药、雌激素和利尿药，有些则有争议；有些药物形成的结石在停药后可逆，如头孢曲松钠所致者，有些则不然。一般认为，下述药物可能引起胆结石。

（1）口服避孕药：研究表明，长期口服避孕药的女性患胆结石的风险要增高2倍以上，避孕药可影响胆汁的排泄功能，增加肝细胞对脂蛋白的摄取，并促使胆固醇浓度升高、胆盐浓度降低。那些有胆结石家族史、年龄较大、身体过胖的女性尤其要慎用口服避孕药，以免诱发胆石症和胆囊炎，或有可能使原有患胆石症的女性病情加重。

（2）雌激素：雌激素通过抑制胆道动力，促使胆汁淤积而促使胆结石形成。通常一些更年期的女性因为更年期症状而需要服用雌激素或含雌激素的保健品，而这个年龄也恰好是女性发生胆石症的高峰年龄段。

（3）利尿剂：利尿药物特别是噻嗪类药物的长期使用可增加患胆结石的风险。噻嗪类利尿药主要影响脂蛋白的代谢，它可使低密度脂蛋白和甘油三酯升高，高密度脂蛋白降低，这种改变可造成胆汁中胆固醇分泌过多，有利于胆结石形成。

（4）头孢曲松：这是一种临床广泛使用的第三代头孢菌素。有报告显示25%~45%的患者服用头孢曲松后发生可逆性的胆汁淤积（或称胆泥），停药后恢复正常。这种胆泥临床少见，它是由分泌到胆汁中的头孢曲松的钙盐沉淀所引起。这种结石后方无回声或声影浅淡，且其结构松散，改变体位后易变形，不同于胆结石后方伴声影且不会变形的特点，也称之为假性结石。应用头孢曲松钠尤其是大剂量应用后，胆汁中该药浓度增加，并与胆酸结合，致胆酸池缩小，胆固醇即容易结晶形成胆固醇结石。停用该药后，胆囊中的胆酸池又恢复正常，重新溶解胆固醇结石，以至结石消失。

（5）其他：如降脂减肥药安妥明、双嘧达莫（潘生丁）、生长抑素、氯贝特、格拉非宁、红霉素、氨苄西林、氨苯砜、抗凝剂、麻醉镇静剂（如吗啡）及抗胆碱药等均有引起胆结石的报道。

（陈雨强）

多食甜食易患胆结石吗？

很多人都喜欢吃甜食，大量使用白糖或糖浆制成的饮料、甜点、蜜饯都是挡不住的诱惑，这是人之常情，无可厚非，毕竟没有谁会想吃苦果，但是物极必反，吃糖过多就容易患上多种疾病，胆石症就是其中之一。

世界卫生组织（WHO）调查了23个国家人口的死亡原因，得出结论，过多食糖的危害远大于吸烟，长期食用含糖量高的食物会使人的寿命明显缩短，并提出了"戒糖"的口号。有人曾对267名胆石症患者及600名健康人的饮食情况进行调查分析，结果表明，吃糖越多胆结石发生率就越高。美国研究人员发现，50岁左右的女性爱吃甜食更易导致胆石症的发生。现代医学研究证实，多糖饮食会引起体内血糖升高，升高的血糖会促使体内胰岛素分泌增加，胰岛素又可促进肝脏合成胆固醇，过多的胆固醇排泄到胆汁中，引起胆汁内胆固醇、胆汁酸、卵磷脂三者之间的比例失调，这样过多的胆固醇不能溶解，在胆汁中呈过饱和状态，极易析出结石从而促使胆石症的发生。此外，机体摄入糖分过多后，除了供人体正常生理活动需要消耗外，剩余的葡萄糖就会转化为脂肪，过多的脂肪沉积就使人体发胖，这些发胖人群容易发生体内代谢失常，而体内胆固醇代谢失常就会形成胆结石，所以，吃甜食一定要注意不要过量，尤其是4F族群：女性（female）、肥胖（fat）、多产妇（fertile）、年过40岁（forty），要做到适可而止。可以在运动前后、体力不足时适当食糖，在选择品种时可以以一些红糖、低聚糖类为主，其中红糖含有较多的铁、钙、钾、镁等矿物质，有活血散瘀、温中散寒等作用，有利于人体内酸碱平衡，而低聚糖类，如低聚果糖、低聚乳糖、低聚异麦芽糖等，它们的热量很低，能促进体内有益菌的生长，抑制肠道致病菌和腐败菌的增殖，具有调节生态平衡的作用。食糖每天以30g为宜，这样既饱了口福又不会危害身体，何乐而不为呢！

（乐　枫）

经常饿一顿饱一顿易患胆结石吗？

经常饿一顿饱一顿容易患胆结石吗？这要从胆结石如何生成谈起。胆汁中胆固醇的相对或绝对浓度增高和胆汁淤滞是胆结石形成的两个最主要条件。正常、按时地进餐时，进入十二指肠的食物可以刺激胆囊收缩素的释放，后者则通过收缩胆囊和放松胆道下端的括约肌将胆囊储存的胆汁通过胆道系统排入十二指肠，从而起到帮助消化吸收的作用，这样也不容易形成结石。当长时间饥饿时，没有食物的刺激，没有胆囊收缩素的释放，胆囊一直保持充盈状态，同时储存在胆囊中的胆汁由于水分被吸收而趋于浓缩，使得其中胆固醇浓度增高而处于过饱和状态，加上胆汁淤滞，构成了胆结石形成的最好温床。所以，饿一顿饱一顿确实易患胆结石。

合理的饮食是预防胆结石的重要手段。什么样的饮食才是合理的？一般认为要做到以下几方面。

（1）有规律地进食（一日三餐）是预防结石的最好办法，因为在禁食时胆囊中充满了胆汁，胆囊黏膜吸收水分使胆汁变浓，此时胆固醇–卵磷脂大泡容易形成，胆汁的黏稠度亦增加，最终形成胆泥。如果按时进食，当食物进入十二指肠时，反应性地分泌胆囊收缩激素，使胆囊收缩，这时大量黏稠和含有胆泥的胆汁被排出到达肠内，因此可以防止结石的形成。

（2）选择合理的饮食结构，避免高蛋白、高脂肪、高热量的饮食习惯。适当食用纤维素丰富的饮食，以改善胆固醇的排泄，防止结石的形成。

（3）保持胆囊的收缩功能，防止胆汁长期淤滞。对于长期禁食、使用静脉内营养的患者，应该定时补充促胆囊排空的药物，如胆囊收缩素等。

（4）积极治疗能引起胆囊结石的一些原发病，如溶血性贫血和肝硬化，因为这些病易诱发胆囊胆色素类结石。

（陈雨强）

精神紧张容易患胆结石吗？

胆结石的形成与胆汁中成分的异常改变、胆道动力下降及胆汁淤积有关，如果任何原因能引起胆汁中胆固醇量绝对或相对（相对于胆汁中另外两种主要成分胆盐与磷脂）增高，并且胆汁排泄受阻，就很可能生成胆结石。

如今的人们无论在家庭方面还是工作上压力都较大，因而精神常处于高度紧张的状态。美国科学家经研究后认为，情绪化的人很容易患上胆结石，这是因为人的大脑活动会影响其消化系统，如果情绪不断波动，就会造成胆汁各成分间比例异常，从而会促使胆结石的形成。科学家们发现，精神紧张、急躁、易怒可使人体内一种叫做儿茶酚胺的化学物质的分泌增加，导致胆汁成分中胆固醇含量异常增多，从而提供了胆结石发生的必要条件。情绪波动和精神刺激还会通过影响自主神经系统递质的释放来影响胆囊或者胆总管下端平滑肌，从而使胆汁淤积，最终导致胆结石的形成。除此之外，科学家还发现，本身有胆结石的人也会因其情绪不稳定加速胆结石继续长大或促使胆结石移动，从而诱发更严重的并发症，如急性胆囊炎、胆管炎和急性胰腺炎等。

综上所述，长期精神紧张确实容易患胆结石。人们在日常生活与工作中应该学会在任何情况下都能找到舒缓精神压力的方法，这样才能获得一个健康的人生。

（陈雨强）

症状篇

◆ 胆囊结石发作有哪些特征?

◆ 胆总管结石有什么临床表现?

◆ 肝内胆管结石有什么临床表现?

◆ 胆囊结石需要与哪些疾病鉴别?

◆ 胆囊炎患者为什么会有右肩、右背痛?

◆ ……

胆囊结石发作有哪些特征？

胆囊结石的发作一般都有一定的诱因，过度疲劳，暴饮暴食，进食油腻、辛辣食物，腹部受凉，情绪失调，长期卧床或腹部受到震动，饮食不规律，不吃早餐，大量进食宵夜等常可诱发胆石症发作。

胆囊结石多见于中年女性，典型发作时有以下主要特征。①腹痛：发生于右上腹的胆绞痛多是由于胆石在胆道内移动使胆囊或胆总管平滑肌扩张及痉挛而产生。胆绞痛一般为中上腹或右上腹呈持续性逐渐加重的疼痛，常放射至右肩胛处或肩部，多呈间歇性发作。②恶心、呕吐：约半数以上的患者有恶心，1/3以上的患者有呕吐，特别是在腹痛加剧时更为明显。如果有较剧烈的呕吐者大多是合并有胆总管结石的表现。③畏寒、发热：发作时，部分患者有发热，一般在38℃左右，寒战、高热不多见。如果有持续性高热不退者多表示胆囊炎有较严重的并发症发生。如果胆石嵌顿在胆囊管则会导致胆囊的膨胀，还可能引致梗阻性黄疸。④右上腹胆囊区有明显的压痛、肌紧张，部分患者有反跳痛，Murphy征阳性，一部分患者可以扪及肿大的胆囊。⑤血白细胞一般增高，白细胞的多少虽然不能成比例地反映病变的严重性，但通常大致与病变的程度平行。⑥超声波可以发现胆囊肿大，胆囊壁增厚水肿，可以有"双边影"征伴有光点和光团，CT、磁共振成像检查可见胆囊胀大及结石影。以上六条中前两条是胆囊结石发作常有的特征性表现，后四条一般见于胆囊结石合并胆囊急性炎症时。

（陈德健）

胆总管结石有什么临床表现？

胆总管结石的临床表现比较复杂，主要由结石导致的胆管梗阻和炎症的程度决定。可分为以下四种类型。

（1）急性胆管炎型：本型是由结石引起胆管梗阻，加上细菌在梗阻的胆管内大量繁殖所致。典型的临床表现常为饭后突然发生剧烈的以右上腹为主的绞痛，疼痛可放射至右侧腰背部，多伴有恶心、呕吐。绞痛发作后往往伴随四肢冰冷、寒战和高热等感染症状，体温可达39~41℃。持续数小时后全身大汗，体温逐渐减低。一般在绞痛发作后12~24小时出现皮肤黄染、尿色深黄或浓茶样等黄疸表现，如不及时给予有力的抗感染等治疗，则可每天发作寒战和高热，甚至高热不退，黄疸加深和疼痛不止。有的很快发展成重症胆管炎，甚至感染性休克和死亡。如出现上腹疼痛、寒战、高热和黄疸可诊断为急性胆管炎。

（2）慢性胆管炎型：多发生于急性胆管炎发作缓解后，可出现不典型的慢性胆管炎的表现。很多患者因结石在胆管内未造成完全梗阻，可没有急性发作史，亦无明显黄疸史。常表现为反复出现右上腹不适、隐隐疼痛、不规则低热以及消化道紊乱，时轻时重，易被误认为是慢性胃炎，亦可因在受冷、疲劳时症状明显而自认为是"感冒"。

（3）慢性梗阻型：胆总管结石可引起胆总管梗阻，如果结石嵌顿，此时疼痛可能缓解或较轻，但可导致黄疸加深；亦可表现为不完全梗阻而引起轻重不同的黄疸，容易被认为是"肝炎"。少数患者在此基础上可出现胆汁性肝硬化。

（4）静止型：有的胆总管结石患者可以没有明显症状，只在体检时发现胆总管多发结石和胆管扩张。此时结石虽多，但多有间隙，胆汁流出没有受阻，如不发生感染可没有临床症状。

腹部检查在胆总管梗阻时可发现皮肤、巩膜黄染，在急性感染期多可表现为右上腹压痛、腹壁紧张以及进行肝区敲击时表现为疼痛，也就是肝区叩击痛。有时可摸到肿大的胆囊。

实验室检查在急性期可表现为白细胞增多，梗阻时血中胆红素增高。较长时间的胆管梗阻、黄疸或胆管炎反复发作可导致肝功能明显受损，出现肝硬化的表现。

（刘　俊）

肝内胆管结石有什么临床表现？

肝内胆管结石多发于东亚及东南亚国家及地区，在我国农村及经济欠发达地区，肝内胆管结石发病率也较高。肝内胆管结石的成因与胆道寄生虫感染、细菌感染、胆汁淤积、胆管内胆汁引流不畅等因素有关，几乎都为胆色素结石，左肝多于右肝。肝内胆管结石常常合并肝内胆管狭窄，以左肝内胆管最为明显，呈节段性分布，狭窄处常常有胆管分支，狭窄远端胆管扩张，其腔内存在或充满结石。

肝内胆管结石的临床表现根据结石部位的不同因人而异。一般而言，肝内胆管结石患者的临床表现不如肝外胆管结石患者那样典型及严重。位于终末级小胆管内的结石多无临床表现。我们常把胆管系统比作树，越靠近主干处的胆管（比如1、2级胆管）内的结石，或越多的肝内胆管中有越多的结石，就越容易产生不适。患者常出现肝区胀痛，但常无胆绞痛，一般不会出现黄疸。如合并感染，可因急性梗阻性化脓性肝内胆管炎而表现为寒战、高热、肝肿大、黄疸，严重的还可导致败血症和休克。如果并发肝外胆管结石，其临床症状则被肝外胆管结石的症状所掩盖。如合并肝脓肿，则可表现为肝区痛、高热，还可能穿破横膈至胸腔，甚至穿破至肺，形成胆管与气管瘘。如肝内胆管结石病史较长，还可以继发胆汁淤积性肝硬化、门脉高压症及肝功能障碍。慢性期的肝内胆管结石多无症状，可有肝肿大，肝区叩痛，合并门脉高压症可有脾大。急性期合并梗阻或感染者，可出现上述急性梗阻化脓性肝内胆管炎的表现。

（孙　晶）

胆囊结石需要与哪些疾病鉴别？

胆囊结石的典型表现为右上腹阵发性绞痛，疼痛持续数分钟至数小时，可伴右侧肩背部放射痛。具有典型表现的胆囊结石诊断比较容易，但有相当一部分胆囊结石并无典型症状。据统计，至少一半的胆囊结石患者没有任何不适，或者只有上腹饱胀、反酸、嗳气等所谓消化不良症状。一般来说，在症状上可能与胆囊结石混淆的疾病主要有以下几类。

（1）肝脏疾病：如慢性病毒性肝炎、肝硬化等。

（2）胃肠道疾病：如胃肠道功能紊乱、胃十二指肠溃疡、胃窦炎、位置高的阑尾炎、十二指肠憩室炎及右侧结肠疾病等。

（3）胆道疾病：如慢性胰腺炎、胆道功能失调、胆囊肿瘤、胆囊息肉样病变及胆道寄生虫等。

（4）其他：如右侧肾盂肾炎、肾结石、膈疝、带状疱疹及神经根炎等。

由于上述疾病容易与胆囊结石混淆不清，所以要求患者在就诊时应系统地、仔细地讲述自己疾病的发生及发展情况，以便给医生的诊断提供充足的资料。同样，作为医生也应全面地询问病史，详细地进行各种有关的检查，并把获得的资料进行综合分析，尽可能及时确诊。

（陈雨强）

胆囊炎患者为什么会有右肩、右背痛？

临床工作中，医生经常碰到这样的胆结石、胆囊炎患者，他们并没有典型的右上腹绞痛，但总是感到右肩胛区或右背部疼痛或不适，或者在有典型右上腹疼痛的同时，伴有右肩部或右背部的放射痛。这是怎么回事？

人体每个内脏和肌肉、体表都受两种神经管理，一种管理感觉，一种管理运动。在肝脏和胆囊附近有膈肌，膈肌受膈神经管理。膈神经是由颈神经分出的一个分支，颈神经同时还分出皮支到右肩背部皮肤。当胆囊发炎刺激了右侧膈肌时，管理膈肌的膈神经便把这种刺激的神经冲动向上传到颈神经节。这一节段的颈神经同时也接受体表右肩背部皮肤的感觉传入。当这种来自于膈肌刺激的内脏神经冲动再向上传达到大脑，大脑对这种冲动发生"判断失误"，误以为是右肩背部传入的疼痛冲动，所以患者就会感到自己的右肩背部疼痛了。这种疼痛临床上我们称为牵涉痛。这种对膈肌的刺激可以是炎症蔓延到膈肌引起，也可以是胆囊膨胀或压力增高刺激膈肌所致。前者见于典型的急性胆囊炎发作时，常在典型右上腹痛的同时伴有右肩部牵涉痛；后者可能是大多数慢性胆囊炎表现为右肩、后背部疼痛的主要机制。

当然，胆囊炎患者产生背部疼痛也要警惕其他更严重的并发症，如胰腺炎、胰腺肿瘤和胆道恶性肿瘤的可能。应该根据临床情况进行必要的检查，如B超或CT检查等。胆囊炎引起的右肩、右背痛，在对胆囊炎进行了根本治疗，如胆囊切除后，应该可以得到缓解，如果症状仍然存在，就应该考虑有其他疾患，或有胆道术后并发症的存在了。

（陈雨强）

胆囊坏疽、穿孔是怎么发生的？

临床实践表明，急性胆囊炎发病后48小时内施行手术治疗者，其中15%已有胆囊坏疽甚至穿孔，这是一种严重的并发症，严重者可危及患者生命。那么，胆囊坏疽、穿孔是如何发生的呢？急性胆囊炎发生胆囊坏疽和穿孔是胆囊炎症的演变、发展和胆囊壁血液循环受阻的结果。胆囊开始发炎时，只是有充血、水肿等改变，一般称之为急性单纯性胆囊炎；随着病变的发展和细菌的感染，胆囊壁上有大量的中性多形核白细胞的浸润，胆囊腔内可有脓液积聚，而成为急性化脓性胆囊炎；如果炎症继续加剧，胆囊内的炎性分泌物进一步增加，胆囊腔内的压力增高，会影响胆囊壁的血液循环，引起胆囊壁的缺血而产生坏疽和穿孔。有时胆结石也会直接压迫局部的囊壁，造成坏疽和穿孔。胆囊发生坏疽、穿孔后，会导致胆囊周围脓肿、急性弥漫性腹膜炎、胆肠瘘等并发症，给治疗带来很大的困难，有时甚至会造成患者的死亡，因此对那些可能会发生或已经发生坏疽、穿孔的患者，医生一般都要积极采取以手术为主的治疗。临床上也并非所有的急性胆囊炎患者都会出现胆囊坏疽、穿孔，相反地，临床上全身炎症较轻、无结石嵌顿的部分胆囊结石患者，估计能通过保守治疗控制感染，则首先主张抗感染治疗，并严密观察病情转归。若患者出现以下的情况，就应警惕胆囊有坏疽、穿孔的危险，如无手术禁忌应及时手术治疗：①经过药物治疗48小时之后，患者的症状未见减轻而反趋恶化加重者；②血白细胞计数增至20×10^9/L以上者；③患者腹痛不限于中上腹或右上腹，而扩延至腹部其他区域或全腹者。

（孙红成）

急性胆囊炎发作有什么特点？

急性胆囊炎常在进脂肪餐后或夜间发作，表现为右上腹部的剧烈绞痛或胀痛，疼痛常放射至右肩或右背部，伴恶心呕吐，常有38℃左右的发热，合并感染化脓时，体温可达40℃。医生检查时，常有明显的右上腹触痛，有时可以摸到肿大的、触痛的胆囊。急性胆囊炎患者很少出现黄疸，或有轻度黄疸。如果急性胆囊炎合并胆囊颈部大结石嵌顿，可以压迫胆总管而引起明显的黄疸。急性胆囊炎如果不及时处理，可进展为坏疽或穿孔，产生胆汁性腹膜炎，直至感染性休克而导致死亡。

实验室检查可以看到血中白细胞计数升高，且其中中性粒细胞比例增高；严重感染时可出现幼稚的粒细胞和中毒颗粒。急性胆囊炎发作时，肝功能可能有异常，但胆囊炎好转后多能很快恢复。B超和CT对于了解急性胆囊炎的严重程度及有没有并发症很有帮助，是急性胆囊炎常规诊断措施。

大多数急性胆囊炎可以通过静脉应用抗生素和解痉对症处理，1~2天内就能得到明显缓解；但少数急性胆囊炎，尤其是胆囊颈部有结石嵌顿者，保守治疗很难起效，应该急诊手术切除胆囊。

大多数急性胆囊炎合并胆结石，但少数急性胆囊炎并无胆结石存在，称为急性非结石性胆囊炎，它多发生在老年有血管硬化或继发于严重烧伤、创伤后，很易发生胆囊缺血、坏死和穿孔，死亡率很高，其临床表现基本与胆石性急性胆囊炎类似，但多无典型胆绞痛，很快出现腹膜炎体征，尤其需要重视。

（朱　麟）

为什么急性胆囊炎患者会出现黄疸?

急性胆囊炎发作的典型表现为突发右上腹阵发性绞痛,常在饱餐、进油腻食物及劳累后或在夜间发作,可放射至右侧肩背部,多伴恶心、呕吐等消化道症状,有不同程度发热,通常无畏寒。患者一般不出现黄疸,但在某些情况下又可能发生不同程度的黄疸。

黄疸是因为血清中胆红素增高而使皮肤、巩膜黄染。常见原因包括溶血、肝炎及胆道梗阻。前两种是内科黄疸,而胆道梗阻则属于外科范畴。

急性胆囊炎引起的黄疸一般属于梗阻性黄疸,且因为大多只会引起胆道不全梗阻,故黄疸程度较轻,且在胆囊炎症好转后会逐渐减轻和消失。急性胆囊炎引起黄疸的可能原因包括:①胆色素通过受损的胆囊黏膜进入血循环。②邻近炎症引起Oddi括约肌痉挛。③胆囊小结石通过胆囊管进入肝外胆管,导致肝外胆道系统梗阻。④嵌顿于胆囊颈部的结石压迫肝总管,或进而在两者间形成内瘘致结石落入肝外胆管,造成梗阻性黄疸,此即伴有Mirizzi综合征的急性胆囊炎。⑤在极少数急性胆囊炎病例中,细菌可以沿胆道系统上行蔓延到肝脏导致肝脓肿,严重时,由于肝脏的广泛性损害可出现肝细胞性黄疸和腹水。

(江 弢)

急性胆管炎有哪些临床表现?

急性胆管炎系胆管系统的细菌、寄生虫或化学性炎症,其中细菌感染是最常见的原因。胆道梗阻(最常见为胆结石梗阻)使胆汁淤滞,胆管内压力迅速增高,形成细菌感染的良好环境,导致胆道急性化脓性感染。因此,急性胆管炎常伴有胆管内结石的存在。胆管炎感染的菌种主要是革兰阴性杆菌,其中以大肠杆菌最多见。

急性胆管炎典型临床表现可总结为腹痛,间断性寒战、高热,黄疸,三者结合即Charcot三联征。本病起病常急骤,多数患者有剑突下偏右突发性绞痛或胀痛，呈持续性，伴阵发性加重，可放射至右肩背部，但亦有少数人可完全无痛，仅感上腹闷胀不适，继而发生寒战和弛张型高热，体温可超过40℃，常伴恶心和呕吐。多数患者可有明显的黄疸，但黄疸的深浅与病情的严重性可不一致。胆管炎的患者中，有完整的三联征者仅占50%~70%，不少患者缺乏完整的三联征表现，其中发热占90%以上，腹痛占80%，黄疸占80%。体检除发热和黄疸之外的阳性体征均局限于腹部。60%~80%患者腹部有压痛，压痛一般轻至中度，几乎均位于右上腹或上腹部，腹部反跳痛和肌紧张一般不明显，肝区往往有叩击痛。如胆囊未切除者，有时可扪及肿大和有压痛的胆囊。实验室血常规检查可见白细胞计数明显升高和左移，可达2万~4万/mm^3，并可出现毒性颗粒；血清胆红素、碱性磷酸酶、淀粉酶升高，并常有谷丙转氨酶（GPT）和γ-谷氨酰转肽酶（γ-GT）值增高等肝功能损害表现；血培养可有细菌生长。急性重症胆管炎患者除上述三联征外，常出现瞌睡、丧失定向力、意识障碍、昏睡乃至昏迷等中枢神经系统抑制表现，同时常有血压下降现象，往往提示患者已发生败血症和感染性休克，是病情危重的一种表现，在这种情况下应立即进行紧急胆管减压才有可能使患者转危为安。

（孙红成）

胆囊炎患者会发生肝脓肿吗？

胆囊炎可以分为急性胆囊炎与慢性胆囊炎，慢性胆囊炎很少有感染并发症，因此很少发生肝脓肿。急性胆囊炎通常由化脓性细菌感染引起，如果处理不及时，感染播散，就可能发生肝脓肿。

通常肝脓肿的发生来自于下列四种途径。①胆道感染：当胆道有梗阻，细菌在胆道内大量繁殖，并通过因为高压而破裂的肝内小胆管进入肝脏而形成脓肿。②门静脉：腹腔内大多数消化道器官的化脓性感染可以通过门静脉系统播散入肝而形成肝脓肿。③肝动脉：全身的化脓性感染通过体循环系统，最后经肝动脉入肝引起肝脓肿。④邻近器官的化脓性炎症的直接播散。胆囊属于胆道系统，静脉血也回流到门静脉系统，胆囊还是紧贴在肝脏上面的器官，因此，急性胆囊炎引起肝脓肿可能的机制包括上述除肝动脉外的任何一种，也可能几种机制共同参与。

什么是胆心反射和胆心综合征？

胆心反射是指胆道手术时由于牵拉胆囊或探查胆道时所引起的心率减慢、血压下降，甚至心跳骤停等现象。胆心综合征是指由于胆道疾患引起冠状动脉供血不足，心脏活动失调以及心电图异常的临床综合征。二者有着本质的区别：前者只要刺激腹腔迷走神经就会发生，因此并不一定存在胆囊病变；后者则是由于胆囊疾患引起的心脏异常。胆心反射和胆心综合征又有内在的密切联系，多数胆心反射发生在胆道手术时，胆心反射与胆心综合征发生机制相似，二者均以胆心反射弧为共同基础，同时胆心反射在胆心综合征患者中发生几率显著增加；二者都是刺激胆囊或胆道引起的心脏功能紊乱。随着胆囊炎、胆结石患者越来越多，而且因为胆石症手术的患者也在增多，胆心反射和胆心综合征也越来越被人们所重视。

胆心反射的发生是建立在完整的反射弧基础下，在胆囊、心脏之间通过左侧迷走神经的上下行纤维构成一个完整的反射弧，其具体途径是：胆囊壁的内脏感觉神经末梢受到刺激，经左侧迷走神经的传入纤维将兴奋传导至延髓内副交感低级中枢，释放的冲动再经左侧的迷走神经内副交感纤维到达心脏。其结果是：冠状血管痉挛，窦房结兴奋性降低，特异性传导系统的传导速度减慢，心肌收缩力减弱，心输出量减少，血压下降，心跳变慢甚至是心跳骤停。

心脏受 T_{2-8} 脊神经支配，而胆囊、胆总管受 T_{4-9} 脊神经支配，二者在 T_{4-5} 脊神经处存在交叉，所以当胆道有炎症及胆管内压力增高时通过 T_{4-5} 神经反射引起冠状动脉收缩，血流减少，诱发心脏功能活动失调。这是胆心综合征发生的机制。

临床上部分胆心综合征患者常被误认为冠心病，而按心脏病治疗效果不好，主要是因为病因未根除。急慢性胆囊炎、胆囊结石、胆总管结石是引起胆心综合征的主要病因。急慢性胆囊炎、胆囊结石切除胆囊后，或胆总管中结石取出后，心前区疼痛及心电图异常常能得到改善。

严重的胆心反射和胆心综合征可导致心律失常，甚至心跳骤停，因此有效的预防和治疗胆心反射及胆心综合征意义重大。胆心反射应重在预防，医生在手术时应尽量避免牵拉胆囊、胆道，在牵拉胆囊前注射阿托品可大大减少胆心反射，选用全身麻醉也可大大减少胆心反射。对于严重的胆心综合征患者，应尽早采用手术治疗，方能使心脏功能得以改善。

（江　弢）

常常后背痛会是胆囊炎、胆石症吗？

腰酸背痛人人都会有，但原因却各不一样。当人们出现肩背部疼痛时常首先归因于一些常见的体表原因，如肩周炎、腰肌劳损等。事实上，出现肩背部疼痛还可能反映内脏的某些病变，比如胆囊炎、胆结石就常常可以导致肩背痛。

一些脏器的疾病可引起反射性疼痛。一般认为有些内脏与分布体表的传入神经进入脊髓同一节段并在后角发生联系，来自内脏的痛觉冲动直接激发脊髓体表感觉神经元，引起相应体表区域的痛感，也称放射痛或牵涉痛，如心绞痛的左肩背痛、胆囊炎的右肩背痛、肾结石的腰背痛等。体表软组织劳损引起的疼痛通常在活动时加重，而休息时缓解或减轻；胆囊炎引起的疼痛则与休息与否无关，常常在某一体位时感觉疼痛较轻。胆囊炎疼痛发作常有诱因，如进食油腻食物、暴饮暴食、过度疲劳等，发作时还常合并有一些消化道症状，包括恶心、呕吐，一般不难与肩周炎、腰肌劳损等鉴别，出现后背疼痛重要的是要有这方面的意识，并及时开展一些辅助检查，如B超等，诊断并不困难。

（陈雨强）

胆石症患者出现黄疸是怎么回事?

胆石症引起的黄疸是因为胆道结石造成的机械性梗阻使胆汁排入肠道受阻,胆道压力升高,胆汁逆流入肝血窦并进入血液所致。长时间的阻塞性黄疸会损害肝细胞,合并肝细胞性黄疸,最终还会导致胆汁性肝硬化。

胆石症患者出现皮肤、巩膜和黏膜黄染,或小便颜色加深,大便颜色变浅,即可判定为合并黄疸。实验室检查一般会发现血清胆红素浓度高于34.2μmol/L(2mg/dl),且以结合胆红素为主,而B超或CT检查则会发现胆总管结石、胆总管扩张等引起胆道梗阻的原因。

某些胆石症合并黄疸的患者病情凶险,如急性重症胆管炎时,如不及时治疗,患者极易出现感染性休克、精神异常和肝功能衰竭等并发症,这种情况下,手术是最有效的治疗方法。

(黄　陈)

老年人的胆石症有什么特点?

随着人们生活水平的提高和寿命的延长,70岁以上的老年人日益增多,人口年龄结构逐步趋向老龄化。老年人增多,各种疾病老年患者的诊治问题及其特殊性就更为突出。老年胆石症的诊断和治疗有其复杂性和特殊性。

(1)症状不典型:老年人的机体处于衰退状态,重要脏器的储备及代偿能力下降,对痛觉反应不灵敏,应激能力差,因此常常出现疾病已非常严重,而症状表现却很轻微的现象,常常只表现为乏力无欲。如炎症很严重,但不发热,没有明显的胆绞痛;有可能体温达到40℃,仍无典型的腹部体征(腹膜炎体征不明显)。老年人腹肌衰弱,所以很多患者即使发生胆囊坏死、穿孔,出现弥漫性胆汁性腹膜炎,也没有明显的腹肌紧张这个典型的腹膜炎表现,为此常延误诊断,故怀疑老年患者有胆囊或胆道炎症时,应密切观察,做出正确判断。

（2）病情发展快：老年胆结石患者，其病史往往可达数十年，由于炎症的反复发作，可使胆囊萎缩、纤维化，完全失去功能，并且萎缩的胆囊与周围组织粘连严重，使手术难度以及手术中的误伤增加；老年人的全身抵抗力差，炎症发生后不易控制，容易发生腹腔与全身感染；老年人的胆囊动脉硬化，血管变细，一旦炎症发作，或者结石嵌顿、压迫，常使胆囊动脉供血停止，从而使胆囊发生坏疽、穿孔和胆汁性腹膜炎。一旦出现胆石症的严重并发症，老年人衰弱的机体很难承受，死亡风险大大提高。

（3）合并症多：老年人的全身脏器都呈退化改变，因此一半以上的老年患者还同时有其他内科疾病，其中以心血管病占多数，如心律不齐、冠心病、高血压等，同时还可合并其他疾病如肺气肿、慢性支气管炎、糖尿病及肝脏损害等。合并心律不齐、冠心病、高血压等情况时，可能在麻醉过程中出现心血管意外而导致患者死亡；有呼吸系统疾病者在术后易出现肺不张、肺部感染等；糖尿病患者伤口容易感染、裂开等。这些疾病将妨碍胆石症的治疗。

（4）重要脏器易衰竭：倘若老年患者原来的心、肺、肝、肾等重要脏器的功能有一定的不足，在严重感染时，或者在休克状态下，患者常会出现多个脏器同时衰竭。据资料统计，1个脏器衰竭的病死率为30%，2个脏器衰竭时为50%，3个脏器衰竭者可达80%，4个脏器都衰竭者，其生存者罕见。

综合以上特点，老年胆石症的诊断确立后，治疗的选择上以手术治疗优于非手术治疗，择期手术则更佳。治疗中以稳妥、保护生命安全为第一原则，然后尽可能在病情恶化之前治疗。重症患者必须手术治疗时，应以简单、有效为原则。重症胆管炎患者在病情不允许手术时，可采用内镜下鼻胆管引流（ENBD），或经皮肝穿刺胆管引流术（PTCD），可以缓解中毒症状，待全身情况好转后再做确定性手术。

（陈雨强　沈　洋）

胆囊结石取出后为何仍有腹痛？

胆囊结石是消化系统的常见病，治疗该病的首选方法是实施胆囊摘除手术。实施胆囊摘除手术后，80%的患者可痊愈，但也有20%的患者会因为各种各样原因而引起腹痛。常见的原因如下。

（1）胃肠功能紊乱：胆囊切除后，患者失去了储存胆汁的器官和进食后同步排放胆汁的功能，这就会引起消化功能紊乱，一旦食用油腻或不易消化的食物，即会引起腹痛、腹泻。而且胆汁若逆流到胃内，可引起胆汁反流性胃炎，亦可引发腹痛、腹胀。

（2）胆总管狭窄：由于胆总管、肝管、胆囊管、肝动脉和胆管动脉的位置关系比较复杂，再加上炎症水肿粘连，这就使它们之间的解剖关系变得更加复杂，所以，在摘除胆囊的手术过程中，极易误伤胆总管，在胆总管伤口愈合后形成胆总管狭窄，进而引起患者腹痛。

（3）胆道运动功能障碍：胆囊切除后，Oddi括约肌容易发生收缩、痉挛，进而可引起腹痛。

（4）胆管感染：实施胆囊摘除术后，虽说结石和胆囊一起被摘除了，但胆管还存在，因此仍然会发生胆管炎症而引起腹痛。

（5）胆道寄生虫：如果患者肠腔内原本就存在蛔虫、姜片虫等寄生虫，那么胆囊切除后，这些寄生虫就会趁机逆行进入胆道，引起括约肌功能紊乱，进而造成胆道感染，甚至还会以寄生虫为核心再次形成结石或者引发阻塞性黄疸，发生剧烈的腹痛。

（6）残留或再生结石：有时胆囊结石会与胆总管结石并存，手术时只摘除了胆囊结石，而遗留了胆总管结石。在这种情况下，手术后的患者就会再次发生胆绞痛。还有一些患者很容易再次产生新结石，而再次发生胆绞痛。

除上述原因外，患者精神紧张、饮酒、吃得过饱、过度劳累、身体受凉等也可诱发腹痛。另外，术前胆结石症状不典型者，术后腹痛还可能与合并具有与胆石症症状类似的胃十二指肠溃疡、慢性胃炎、慢性胰腺炎等上腹疾病有关。

综上所述，胆囊摘除后患者还有腹痛再次发作的可能。如果术后腹痛频繁发作，患者就要及时到医院查明原因，以便尽早得到有效的治疗。此外，实施胆囊摘除术后的患者在日常生活中还应避免精神刺激，防止过度疲劳，忌吃油腻食物以及暴饮暴食。

（宋科瑛）

切除胆囊会引起皮肤发黄吗？

皮肤发黄，也称为黄疸，是由于血液中胆红素升高所致。通常我们将黄疸分为内科黄疸与外科黄疸两类，前者见于溶血症与各型肝炎，后者则是由于胆道流出道受阻，致使胆汁不能顺利排入肠道。所以，对于切除胆囊后出现的黄疸要进行分析，不能一概而论。比如首先要了解手术前后有没有引起溶血的原因如使用某些可能引起溶血的药物，以及可能传播肝炎的途径如是否输过血液或血液制品。当然，胆囊切除后引起黄疸更常见的原因还是与手术有关的外科黄疸；其中最常见的是胆道残余结石和各种胆道损伤所致的胆总管狭窄；有时因为术前检查不够仔细，遗漏了合并症，而后者发展后出现黄疸，比如就有患者因为胆结石做了胆囊切除，但两周后出现进行性加重的黄疸，进一步检查发现患者还患有胰腺癌，而且已是晚期。

综上所述，正常情况下，切除胆囊后不应该出现黄疸，但一旦出现黄疸就要分析原因，包括了解手术本身有没有可能出现问题，并且开展必要的检查，如尿二胆、血清总胆红素与直接胆红素及其比例，以及影像学检查如B超、CT或磁共振胆道成像或内镜下逆行胆胰管造影，一般都能明确病因，并据此进行对因治疗。极少数患者，尽管进行了详尽的检查仍未能发现黄疸的原因，这类患者通常黄疸不太深，可能与肝脏分泌泥沙样结石不断排入胆总管，或者胆道流出道功能性受阻，如Oddi括约肌功能紊乱综合征有关。此类患者多数不需外科干预，通过服用利胆、助消化药物等保守治疗可以逐渐好转。

（陈雨强）

胆结石引起胆道出血是怎么回事?

肝化脓性感染、肝外伤、胆管结石、癌、出血性胆囊炎及手术医源性损伤等可引起胆道出血。这些原因均可导致胆管与伴行血管间的异常通道,随着两侧压力的变化,可导致出血、出血停止和血块自溶、脱落而再出血,手术止血不彻底、肿瘤破溃、出血倾向等也会发生胆道出血。以上胆道出血原因中以肝内胆管感染最常见,而胆道蛔虫、结石则是主要诱因。由于出血使胆道压力增高加之血凝块的刺激,可有胆绞痛、黄疸和上消化道出血的三联征,严重者可出现休克。

胆结石引起胆道出血常常与胆结石基础上合并感染有关,发病机制有三种:①肝内弥漫性小胆管炎、胆管周围炎型。主要病变在汇管区,区域间小叶管与小叶间静脉相沟通,发生多个小胆管血管瘘,广泛的小胆管出血汇集成胆道大出血。②肝脓肿型。多发性胆源性肝脓肿汇集成大脓肿,脓液腐蚀肝动脉或门静脉分支,导致胆道出血。③肝胆管溃疡型。急性梗阻性化脓性胆管炎时,梗阻上方肝胆管黏膜上皮脱落形成多个溃疡,溃疡可穿透邻近肝动脉、门静脉而发生胆道大出血。

(陈雨强)

胆石症为什么常在夜间发作?

胆囊结石性胆囊炎常常在夜间发作,主要有三种原因。

(1)胆囊的形状和位置:人的胆囊很像一个梨,胆囊底部宽大,朝向人的前面,颈部较细,朝向左侧和背部。当人站着或坐着时,胆囊是横着或挂着的,如果胆囊里面有结石,常常沉在胆囊底部或漂浮在胆液中,当患者平卧睡时,胆囊就像倒放着的梨,这时候胆囊里的结石也随胆囊改变位置,随重心沉到胆囊颈部,此时容易滑进胆囊颈管和胆囊管处,嵌在胆囊颈管或胆囊管扭曲的狭窄部位,引起胆囊管的梗阻和扩张,并且刺激胆囊收缩,企图把结石排出。如结石嵌在胆囊颈后,胆囊里的胆汁流不出来,造成胆内压力不断升高，这时胆囊就会连续产生收缩，患者就感到一阵阵绞痛，难以忍受。

（2）支配胆囊的神经：迷走神经与交感神经支配胆囊，分布于胆囊管和胆总管末端。晚上迷走神经容易兴奋，会促进胆囊及胆囊管收缩而产生胆绞痛。

（3）人类的三餐习惯：特别是东方人，常常晚餐吃得比较好、比较多，过饱、油腻饮食等会增加对胆汁的需求，增加胆囊的收缩，排空胆汁，也增加胆囊炎发作的机会。

鉴于以上原因，胆囊结石患者在睡眠中适宜向右侧卧，这样，胆囊的底部相对在下，颈部在上，胆囊内的结石不大容易滑出而嵌顿在颈部或胆囊管处。如果患者向左侧卧位或平卧，那么胆囊底部较高，颈部较低，此时胆囊结石还是容易受地心引力的作用，而自胆囊底部向颈部坠落，以致嵌顿在胆囊颈部，堵在胆囊的出口处，出不出去，又不能回到胆囊底部，因而发生胆绞痛。

（刘　俊）

诊断与鉴别诊断篇

◆ 如何诊断胆石症？

◆ 如何诊断急性胆囊炎、慢性胆囊炎？

◆ 如何区分单纯胆绞痛与急性胆囊炎？

◆ 如何判断胆囊炎的严重性？

◆ 如何诊断急性胆管炎？

◆ ……

如何诊断胆石症？

胆石症的诊断主要依靠病史和体格检查。患者常有右上腹或中上腹不适史，这种不适可以是典型的胆绞痛伴右肩背部牵涉痛，也可以是胀痛或隐痛，疼痛强度取决于结石的大小和位置以及胆石症的严重程度。结石大，甚至充满胆囊者通常不会引起明显的胆绞痛，相反，小结石反而因为其游动性，更容易引起严重的胆绞痛。单纯胆绞痛时，疼痛常为间歇性，而有胆囊急性炎症时，疼痛常为持续性。体格检查对于诊断急性胆囊炎及判断其严重程度有重要价值，胆石症患者如果出现明显的腹部压痛、反跳痛和肌紧张，通常表明炎症严重，出现了腹膜炎；合并严重胆道感染时还会有肝区叩痛，表明炎症已累及肝脏。摸到上腹部触痛的胆囊通常表明胆囊颈部结石嵌顿，是急诊手术的绝对指征。

辅助检查在胆石症的诊断和判断严重程度上有重要参考价值，特别是B超，经济实用，诊断胆石症的准确率高达90%以上。B超检查发现胆囊内有结石光团和声影，并随体位的改变而移动则可确诊为胆囊结石。如发现胆囊增大或胆囊壁增厚，且胆囊周围有渗出时提示胆囊积液或有急性胆囊炎。部分胆囊结石呈充满型，虽然胆囊无明显萎缩，胆囊壁也无明显增厚，此种胆囊已经失去正常的生理功能。肝内外胆管结石的诊断也首选B超，可见肝内外胆管扩张，胆囊增大，胆总管内结石影。如诊断困难还可行ERCP、CT、MRCP或内镜超声等检查。

（朱　麟）

如何诊断急性胆囊炎、慢性胆囊炎？

1.急性胆囊炎的诊断要点

（1）在病史中常有食油腻食物后诱发史，反复发作史。

（2）腹痛。腹痛位于右上腹，突然发作，为剧烈绞痛，或持续疼痛阵发性加剧，可放射至右肩背部。同时常伴有发热、恶心、呕吐等。

（3）右上腹部胆囊区有程度不同的压痛、叩击痛和肌紧张。有时可扪到肿大的胆囊。可伴有轻度黄疸。Murphy征阳性。

（4）白细胞计数常增高，中性粒细胞也增高，如总数超过20000/mm³时，应考虑胆囊积脓，甚至胆囊有坏死或穿孔的可能。

（5）若同时出现寒战、高热、黄疸，应考虑合并急性胆管炎。急性梗阻性化脓胆管炎病情凶险，必须早期认识，争取及早手术治疗，因为它可能引起危重的中毒性休克。

（6）超声波可以发现胆囊肿大、胆囊壁增厚水肿，可以有"双边影"征伴有光点和光团，CT、磁共振成像检查可见胆囊胀大及结石影。

2.慢性胆囊炎的诊断要点

（1）病史。反复发作性上腹部疼痛，多发生在右上腹或中上腹部，并向右肩胛下区放射。腹痛常发生于餐后，但亦可与饮食无关；疼痛常呈持续性，可伴有反射性恶心，少有呕吐及发热、黄疸等症状，亦可伴有反酸、嗳气等消化不良症状，并于进油腻食物后加重。在急性发作或结石嵌顿在胆管时可有急性胆囊炎或胆绞痛的典型症状。

（2）体检。右上腹部轻度压痛，急性发作时同急性胆囊炎的表现。部分患者腹部检查可无任何异常发现。

（3）实验室检查。慢性胆囊炎化验可无异常改变，少数近期发作过的患者可有肝功能慢性指标的异常。B超检查可探知胆囊的壁增厚、毛糙，常合并胆结石等。部分长期反复发作者，可见胆囊缩小、萎缩。

（4）慢性胆囊炎因为症状不典型，需与消化性溃疡、慢性胃炎、慢性肝炎、泌尿系感染等疾病相鉴别。

（陈德健）

如何区分单纯胆绞痛与急性胆囊炎？

单纯胆绞痛是由胆囊结石的机械性刺激引起的。痉挛性右上腹或中上腹疼痛，而胆囊本身没有炎症或炎症很轻，这种表现占了胆石症的一大部分；少数胆石症患者病情发展，还会引起胆囊的急性炎症。因为前者只需简单地对症处理，多在数小时内就能缓解，而后者则相当一部分需要手术治疗，所以两者的区分是很重要的。

一般来说，单纯胆绞痛发作时虽然很痛苦，但在几小时内疼痛自发或用药缓解后，患者将基本不留任何不适，如正常人。急性胆囊炎的疼痛很少自发缓解，用药后疼痛可以暂时减轻，但过了药效持续时间后，疼痛又出现。更重要的是，急性胆囊炎还伴有感染中毒症状，包括心率加快、呼吸急促、体温上升，严重者还可以出现血压下降和神志不清，可以出现黄疸。急性胆囊炎还常有外周血白细胞计数升高，血清胆红素轻度升高和肝功能异常，而这些情况一般不会见于单纯胆绞痛。区分两者还有重要的工具，就是影像学检查，包括B超、CT、磁共振成像和同位素扫描等，其中最实用、最方便、最经济的检查就是B超。B超下急性胆囊炎可以发现胆囊肿大，壁增厚且水肿，胆囊腔内填充着淤滞的胆汁和结石回声，胆囊周围有渗液，有时还伴有胆总管轻度增粗，而单纯胆绞痛除了可以见到胆囊内结石外，多无其他发现。

单纯胆绞痛与急性胆囊炎区分并不困难，但有时部分患者开始是单纯胆绞痛，随后逐渐发展为急性胆囊炎，特别是那些胆石症病史较长的患者，随着时间推移，发生单纯胆绞痛的机会会逐渐减少，而伴发急性胆囊炎的机会会逐渐增多。

（陈雨强）

如何判断胆囊炎的严重性？

如果胆囊炎病情加重，一般表示同时出现了胆囊炎并发症，或者表示有胆总管结石合并胆总管梗阻感染。急性胆囊炎的一些常见的并发症有：①胆囊蓄脓；②胆囊坏死穿孔，形成内瘘或导致弥漫性腹膜炎；③门静脉炎；④败血症。如果出现了上述情况，一般都需要急症手术治疗，一旦治疗不及时，常有生命危险。判断胆囊炎的严重性可以从以下几个方面进行。

（1）腹痛：腹痛由间歇发作转变为持续性剧烈疼痛，并且腹痛的范围扩大，甚至出现全腹剧痛。

（2）恶心、呕吐：如果有较剧烈的呕吐大多是合并胆总管结石、胆总管梗阻扩张的表现。

（3）畏寒、发热：如果出现寒战、高热多表示已经胆囊积脓、坏疽、穿孔，或合并胆管炎及上行性肝管炎，值得注意的是，高龄患者有时胆囊炎症极为严重也无体温的升高。

（4）体格检查：如果腹部压痛、反跳痛及肌紧张范围扩大，说明已经出现弥漫性腹膜炎的表现；如果出现较深的皮肤、巩膜黄染，说明已经出现胆总管梗阻；如果出现休克表现，说明已经出现败血症或急性梗阻化脓性胆管炎。

（5）血白细胞计数：超过20×10^9/L者，很可能胆囊已有蓄脓或坏死、穿孔。

（陈德健）

如何诊断急性胆管炎？

急性胆管炎系胆道梗阻（最常见为肝内外胆管结石梗阻、胆道蛔虫症或Oddi括约肌狭窄等原因）使胆汁淤滞，胆管内压力迅速增高所致胆道急性感染。感染的菌种主要是革兰阴性杆菌，其中以大肠杆菌最多见。起病常急骤，突然发生剑突下或右上腹疼痛，一般呈持续性。常伴有发热，严重的可发生寒战和弛张型高热，体温可超过40℃。常伴恶心和呕吐。多数患者有黄疸，但黄疸的深浅与病情的严重性可不一致。以上三种情况即腹痛、寒战高热与黄疸同时存在，被称为Charcot三联征，可以据此诊断急性胆管炎。严重的患者可出现烦躁不安、意识障碍、昏睡乃至昏迷等中枢神经系统抑制表现，同时常有血压下降现象，以上三联征加上低血压与意识障碍称为雷诺（Reynolds）五联征，往往提示患者可能为重症胆管炎，是病情危重的一种表现。

查体可见体温升高，剑突下和右上腹有压痛。如胆囊未切除者，常可扪及肿大和有压痛的胆囊。重症胆管炎常累及肝脏，导致肝脏肿大和触痛。实验室检查可见白细胞计数升高和左移，并可出现毒性颗粒。血清胆红素和碱性磷酸酶值升高，并常有谷丙转氨酶（GPT）和 γ-谷氨酰转肽酶（γ-GT）增高等肝功能损害表现。血培养可有细菌生长。B超、CT检查可见胆囊肿大、胆管扩张及结石，ERCP、PTC检查可更清楚显示肝内外胆管内的病变。

（沈 洋）

什么是重症胆管炎？

急性重症胆管炎也称为急性梗阻性化脓性胆管炎，是指胆管严重的急性梗阻性化脓性感染，是急性胆管炎进一步发展的阶段。引起此病最常见的原因是胆管结石，其次为胆道蛔虫和胆管狭窄，胆管、壶腹部肿瘤，原发性硬化性胆管炎，胆肠吻合术后，经"T"管造影或PTC术后也可以引起。本病发病急骤，病情进展非常快，除了有右上腹痛，畏寒、发热，黄疸等所谓Charcot三联征外，还可伴有休克及意识异常症状，即雷诺（Reynolds）五联征。

患者的体温升高达39~40℃或更高，脉搏快而弱，达120次/分以上，血压降低，呈急性重症面容，可出现皮下瘀斑或全身发绀，剑突下和右上腹有压痛或腹膜刺激征，可有肝肿大及肝区叩痛，有时可扪及肿大的胆囊。白细胞计数升高，多在20×10^9/L以上，中性粒细胞升高，胞浆内可有中毒颗粒；血小板计数降低，最低可达（10~20）$\times 10^9$/L；凝血酶原时间延长，肝功能受损，肾功能受损，低氧血症，失水，酸中毒，电解质紊乱也较常见。B超、CT、MRCP可以了解梗阻的部位和病变的性质，对诊断很有帮助。

本病是我国胆道疾病最突出的急症，也是最严重的感染性急腹症。近年来对本病的诊断和治疗虽取得很大进展，但病死率仍然较高，如处理不及时，常会出现严重后果。治疗原则是紧急手术或经内镜插管解除胆道梗阻和引流，并给予全身支持治疗。

（沈 洋）

胆石症最常用的诊断工具有哪些？

近二十多年来，随着放射学、影像学及内镜的发展，为胆石症的诊断提供了很多诊断手段。

（1）腹部立位X线平片：对胆道系统的诊断价值有限，对于含钙量较高的结石，平片可见肝胆区不透光的结石影。

（2）B型超声：是诊断胆石症的最佳方法，准确率可达95%以上，典型声像图为强回声团伴声影，随体位改变可移动。超声诊断具有无创、简便易行、可重复检查、价格适中、准确率高等优点，在胆道外科得到广泛的推广应用，但是超声检查易受肠道气体干扰，常难以显示胆总管下段情况，受餐后胆囊排空的影响而不能清楚显示胆囊内的情况，因此必要时需要CT等检查协同诊断。

（3）CT：可显示肝胆系统不同层面的图像，诊断结石不如超声，但能显示胆道扩张的范围、梗阻的部位及其他胆系病变，且不受腹腔气体的干扰，是常用的胆系疾病诊断工具。另外，螺旋CT胆道成像在胆道疾病诊断中具有重要的价值。

（4）磁共振成像（MRI）及磁共振胆胰管显像（MRCP）：一般不作为胆石症患者的首选检查，因为超声和CT基本上能满足胆石症的诊断，而且上述检查价格昂贵。但是，当怀疑除胆石症外，尚需排除某些胆系潜在疾病时，磁共振检查有重要的价值，特别是MRCP，具有无创且能使胆道完整成像的优点。

（5）经皮肝穿刺胆管造影（PTC）：是用细针在X线或超声引导下，穿刺肝内扩张胆管并注入造影剂，可显示梗阻近端胆管，以便判断梗阻的部位和原因。属于有创检查，当胆管内压力高时有发生胆汁漏的风险，因此在诊断胆石症时一般不使用。

（6）内镜逆行性胰胆管造影（EPCP）：借助内镜从十二指肠插管后注入造影剂使胆胰管显影，了解肝外胆道内有无结石以及结石的部位，部分结石尚可通过网篮取石达到治疗的目的。

（7）胆管镜检查：应用胆管镜术中或术后直接观察胆管系统，并可直视下用网篮取石。

（孙红成）

什么是ERCP？

ERCP是经内窥镜逆行胆胰管造影的英文缩写，它是在内镜下经十二指肠乳头插管注入造影剂，从而逆行显示胰胆管的造影技术，是目前公认的诊断胆胰管疾病的金标准。在ERCP的基础上，还可以进行十二指肠乳头括约肌切开术（EST）、内镜下鼻胆管引流术（ENBD）、内镜下胆汁内引流术（ERBD）等介入治疗，由于不用开刀、创伤小，住院时间也大大缩短，深受患者欢迎。

ERCP及相关治疗技术可以用于以下情况。

（1）胆囊和胆管同时结石：先行十二指肠内镜下取出胆管结石后，再行腹腔镜单纯胆囊切除，可取代传统的剖腹切除胆囊和胆管切开取石及"T"管引流术，称为"双镜疗法"，不开腹，创伤小，可防止结石复发。

（2）胆囊切除后胆管残余结石：内镜下可取出结石，避免再次手术的痛苦。

（3）急性胆源性重症胰腺炎：早期1~3天内镜下行鼻胆管引流，可提高治疗成功率。

（4）化脓性胆管炎：死亡率高，传统手术风险大，及时行内镜下胆管引流术减压，可迅速稳定患者病情，为手术治疗赢得宝贵时间。

（5）十二指肠乳头癌：早期诊断困难，ERCP一目了然，可活检。

（6）慢性胰腺炎及胰管结石：慢性胰腺炎的确诊必须依靠ERCP检查。

（7）胆管癌或胰头癌引起的梗阻性黄疸：可放置支架解除梗阻，减轻黄疸，延缓肝衰，大大延长生存期，或者为根治性手术创造良好条件。

（陈雨强）

什么是MRCP？

MRCP是磁共振胆胰管成像的英文首字母连写，是一种对胆汁输送异常具有高度敏感和特异性的无创性检查手段，对胆道结石的敏感度达92%，特异性达98%，明显优于文献报道的B超、CT对胆管结石的诊断。与经皮肝穿刺胆管造影（PTC）比较，MRCP在肝内胆管结石和肝内胆管狭窄显影的诊断上更具有优越性。

MRCP与ERCP相比具有无创伤性、安全简便、不需X线照射，而三维重建图像效果类似于ERCP，并有多方位旋转、多角度观察等优点，已被应用于各种胆道梗阻病变的临床诊断。MRCP可清晰显示胆管各级分支及扩张程度，梗阻的位置、形态及性质，以及ERCP不能显示的梗阻的远端胆管。MRCP是一种无创性的胆胰管成像技术，可详尽地显示胆胰管的全貌、阻塞部位和范围等，为胆系疾病的影像学检查开辟了一条新的途径。尽管有诸多优势，但必须知道，MRCP不能完全替代ERCP，因为ERCP还能进行诸如病变部位的活组织检查、胆管引流、括约肌切开取石等诊疗工作。

（陈雨强）

什么是PTC（PTCD）？

PTC是经皮肤肝穿刺胆管造影的英文缩写，是一种有创的胆道X线造影检查方法。这种检查是先在腹部的皮肤上注射少量局部麻醉药，在X线电视荧光图像监视下或用B型超声探查出扩张的胆管，然后将一根特殊的针头刺入肝脏，到达肝内胆管后，从穿刺针注入X线造影剂，通过电视荧光屏可以看到肝内外胆管的图像。PTC可以清晰地显示肝内和肝外胆管的形态和结构，通过对胆管图像的分析可以用来诊断胆道系统疾病。这种方法主要用于阻塞性黄疸患者，可以了解胆道阻塞的确切部位、范围和原因，多用于其他检查方法如B超、CT、ERCP等不能明确梗阻原因时，可以帮助外科医生选择适当手术方法和步骤。PTC是有创性检查，有一定的胆汁漏和出血并发症发生率，且只有在肝内胆管扩张时才有较高的成功率。近年来，经过医生的努力，通过对穿刺技术和注射造影剂的方法等技术的改进，PTC检查已有很高的成功率。

PTCD是经皮肝穿刺胆管引流的英文缩写。很多阻塞性黄疸患者胆管内压高，PTC术后如不减压引流，胆汁有可能经穿刺针道自肝脏表面穿刺孔不断地渗漏至腹腔，严重者可导致弥漫性胆汁性腹膜炎。作为预防，患者在造影后通常要置管引流，这就是PTCD了。PTCD是目前对高位胆管梗阻术前减黄，也就是术前降低黄疸的重要方法之一，也是晚期梗阻性黄疸姑息性治疗的一种方法。

由于PTC的创伤性和可导致胆汁进入腹腔或肝脏出血的并发症，同时由于磁共振成像和CT检查技术的发展，目前PTC/PTCD已较少应用，仅用于高位胆管梗阻的术前减黄和晚期姑息治疗。

（刘　俊）

做ERCP有哪些风险？

ERCP是经内窥镜逆行胆胰管造影的英文单词的首字母缩写。有一位患者为了检查黄疸的原因做了ERCP检查，结果发生了严重的胰腺炎，并且最终死亡。另一位患者做了ERCP后，出现严重的感染性休克而死亡，最后被诊断为十二指肠损伤引起的腹膜后感染。这是ERCP可能引起的两种严重并发症或医源性损伤。

ERCP检查是将一根导管通过胃镜插入胆管中，然后注入造影剂来了解胆管病变情况。这里首先要找到胆管在十二指肠第二部上的开口，这个开口有微隆起，所以被称为十二指肠乳头。硬质的导管通过乳头才能插入胆管。各种原因如医生不熟练、解剖有变异或局部有炎症等，常导致识别有误，如果这时候操作者不慎，就可能造成假道而损伤十二指肠，引起胆汁流入腹腔导致严重的胆汁性腹膜炎，或流入腹膜后导致严重的腹膜后蜂窝织炎。即使导管顺利插入胆管，而且显影工作也完成了，还可能出现另一种更常见的并发症——急性胰腺炎。ERCP引起的胰腺炎有50%的可能为重症胰腺炎，病死率达20%以上。目前认为，ERCP引起胰腺炎主要与注射造影剂时的压力过高以及造影剂本身的毒性有关。随着造影剂质量的改进，目前造影剂本身已不被认为是引起胰腺炎的主要原因。

为了减少做ERCP的危险，特别是减少胰腺炎的发生率和减轻其严重程度，人们做了很多尝试，并且取得了不错的结果，方法就是在做ERCP后24小时内给予禁食、生长抑素和抗生素，有的医院自从采取这一方案后，已很少发生有明显临床表现的胰腺炎。一般来说，有经验的操作者很少会发生十二指肠损伤，一旦发生，后果十分严重。因此，重点在预防，也就是操作要仔细认真。已经发生者，就应该及时治疗。如果等到严重感染发生，那就回天无力了。

（陈雨强）

长期中上腹不适是胃病还是胆囊炎、胆石症？

有些患者因为长期上腹不适而行胃镜检查，结果发现有慢性胃炎、溃疡病，因而长期按胃病进行治疗；某一日体检做B超检查却发现有胆囊炎、胆囊结石。患者出现反复发生的长期中上腹不适到底是胃病，还是胆囊炎、胆结石，一直是困扰患者和医生的问题。我们知道，胃病是内科疾病，只需药物治疗；而大多数胆囊炎、胆结石是需要手术治疗的。如果区分失误，必然带来治疗的错误。就有一部分患者，因为没有事先被仔细分析病情，结果在做了胆囊切除手术后，腹痛症状不见丝毫好转，造成患者与医生之间的矛盾。

由于胆囊与胃同处上腹部，胆囊靠中间偏右一点，与胃的远端紧邻，相近的解剖位置决定了它们的症状可能具有重叠性。当胆囊炎、胆结石有典型的症状如胆绞痛时，很容易与胃病鉴别而不致误诊；同样，当溃疡病表现为典型的周期性、节律性、饥饿痛时，也容易与胆囊炎、胆结石区分。然而现实是目前大多数胆囊炎、胆结石都不具有典型的胆绞痛，同时许多消化性溃疡和慢性胃炎也缺乏典型症状，因此，我们经常不能仅仅根据症状就能区分这两类疾病，而辅助检查，如B超和胃镜则能很容易明确病情，所以，当出现两类疾病中的一种，应该了解是不是存在另一类疾病。这在胆囊炎、胆结石患者准备手术前特别重要，必须了解是否同时存在可能引起类似症状的胃病，如果存在胃病，就应该告诉患者，手术后可能腹痛症状还会持续，如果症状为胃病所致，一般是可以通过药物来治疗的。

（陈雨强）

胆囊炎、胆石症常需要与哪些疾病鉴别？

胆囊炎、胆囊结石根据病情急缓，可分为急性胆囊炎、胆石症期和慢性胆囊炎、胆石症期，不同的时期需要鉴别的疾病有所不同。

典型的急性胆囊炎较容易诊断，但一些轻症病例或发病早期容易误诊，因此胆囊炎、胆石症急性期需要与以下疾病相鉴别。

（1）急性胰腺炎：该病可继发于急性胆囊炎和胆管炎，腹痛较急性胆囊炎剧烈，呈持续性，范围较广并偏向腹部左侧，压痛范围也较为广泛，血与尿淀粉酶一般均升高。

（2）消化性溃疡穿孔：患者有胃、十二指肠溃疡史，通常腹痛发作突然，呈持续性，较急性胆囊炎剧烈，并很快出现整个腹部疼痛，腹肌紧张明显，典型的症状不易混淆，但是较小的穿孔，穿孔后很快形成一个局限的炎性病灶时，没有波及整个腹部的疼痛，容易与急性胆囊炎混淆。可以通过腹部拍片和CT检查发现腹腔游离气体而加以区分。

（3）肝脓肿：位于肝右叶前下方的脓肿，触诊时易把肿大的肝脏误认为胆囊炎性包块。B超和CT检查容易区分。

（4）急性病毒性肝炎：早期多为右上腹隐痛，伴乏力、食欲不振，进食特别是油腻饮食后隐痛加重，容易与急性胆囊炎混淆。一般影像学检查均容易鉴别。

（5）心绞痛、心肌梗死：胆囊炎可表现为心前区疼痛，即所谓的胆心综合征，特别是以前有胆囊炎发作或体检发现胆囊结石的患者，常常心绞痛或心肌梗死发作就诊时自认为是胆囊炎发作，或正好相反，胆囊炎发作被误认为是心绞痛。此时右上腹的压痛是否存在和心前区疼痛的性质等可帮助诊断。及时辅助检查如B超等可以帮助区分。

（6）急性阑尾炎：高位急性阑尾炎可以有胆囊炎的类似腹痛，与急性胆囊炎的不同点主要在于详细分析病史和体征。必要时B超和CT检查容易帮助鉴别。

（7）急性输卵管炎：在青年女性，急性输卵管炎可伴发肝周围炎，表现为右上腹疼痛，易与胆囊炎相混淆，鉴别点在于妇科检查时可发现附件有压痛，宫颈涂片可见淋球菌或沙眼包涵体。

胆囊炎、胆囊结石慢性期症状常常不典型，需要与以下疾病相鉴别。

（1）胃病：常见的有胃十二指肠溃疡、慢性胃炎以及胃癌等。慢性胆囊炎常有腹胀、上腹或右上腹不适、胃灼热、嗳气、吞酸等一系列消化不良的症状，进食油煎或多脂的食物往往会使这些症状加剧，因此常被认为是胃病。有上腹部不适的胃病患者，B超发现有胆囊结石、胆囊炎，则常常被认为是胆囊炎引起的上腹部不适而忽略了胃部疾病的检查（部分是由于害怕胃镜），从而延误了胃病的诊断和治疗，可导致严重的后果。因此，对于上腹部不典型的腹胀、腹部不适，应进行B超和胃镜的检查以进行鉴别。

（2）慢性胰腺炎：可表现为中上腹的隐痛不适，进食油腻后症状加重，有时容易与胆囊炎、胆石症相混淆。腰背束带状的疼痛，以及B超、CT等有利于鉴别。

（3）十二指肠憩室炎：可表现为进食后疼痛，与胆囊炎、胆囊结石有时很难鉴别，是胆囊切除术后综合征的重要原因之一。有时上腹部不适症状由憩室炎引起，同时发现合并胆囊炎、胆石症，进行胆囊切除后症状仍然存在，进行十二指肠镜时才发现十二指肠憩室。

（4）其他：如胰头尤其是钩突部癌早期也容易与胆囊炎胆石症相混淆，特别是同时合并胆石症时易遗漏其他疾病的诊断，因此当胆囊炎症状有改变，如部位、程度、发作成持续性等情况时应警惕其他疾病的存在。

（刘　俊）

急性无胆石性胆囊炎有什么临床特点？

胆囊可以在没有胆结石的情况下发生急性炎症，称为急性无胆石性胆囊炎，它远比急性胆石性胆囊炎少见，但通常更危重，其病因可以有以下几种。

（1）创伤、严重烧伤、全肠外营养、手术、麻醉和滥用药物引起的胆囊动力减弱所致胆汁淤积，加上免疫力下降导致细菌入侵与感染。

（2）一些原因引起胆囊动脉供血减少而导致胆囊较易发生缺血性炎症，如充血性心衰、冠脉架桥术后、动脉粥样硬化症、结节性多动脉炎、系统性红斑狼疮、糖尿病、休克、冷凝球蛋白血症性血管炎、抗磷脂抗体综合征、Churg—Strauss综合征和X联高免疫球蛋白M综合征。

（3）外源性胆囊管阻断，如炎症、肿瘤转移、淋巴结肿大压迫等。

（4）感染，如沙门菌、霍乱菌感染，川崎病，甲肝病毒、恶性疟原虫、登革热病毒、水痘—带状疱疹病毒、AIDS患者的巨细胞病毒或隐孢子虫、念珠菌、钩端螺旋体和丛林斑疹伤寒的感染等。

引起无胆石性急性胆囊炎的原因以前两种为主。

胆囊肿胀伴胆汁淤积、胆囊缺血、凝血因子和前列腺素可能在本病的发生和发展中起着重要作用。组织病理学研究显示病变的胆囊浆膜和肌肉水肿，伴有弥漫性的小静脉和小动脉血栓形成。

本病的临床表现类似于胆石性急性胆囊炎，但其临床表现还主要取决于患者的基础病况。当患者基础病况危重，要警惕发生本病的可能。在意识模糊的患者中，如果出现发热、白细胞升高及血清碱性磷酸酶和胆红素异常，就应该考虑有本病的可能而展开必要的检查。

超声通常是首选的检查手段，它能发现膨胀、厚壁的胆囊，产生回声的淤滞的胆汁，胆囊周围积液以及可能形成的脓肿。CT扫描有相似的敏感度。

^{99m}Tc-IDA同位素扫描成像可见核素能被正常的肝摄取，并能正常显示胆总管和肠管，但胆囊不能显示。

无胆石性胆囊炎需要紧急处理。与胆石性急性胆囊炎不同，无胆石性胆囊炎发展迅速，起病24小时内就可能进展至坏疽穿孔。对于危重患者，可以先在超声或CT引导下行经皮经肝胆囊引流，或开腹做胆囊造瘘，在患者病情好转后再做胆囊切除术。不幸的是，急性无胆石性胆囊炎常常不能得到及时治疗，因此病死率很高，国外报道多为50%~77%。

（陈雨强）

什么是萎缩性胆囊炎？萎缩性胆囊炎必须手术吗？

慢性萎缩性胆囊炎是慢性胆囊炎的一种特殊类型，是胆囊壁的慢性炎症导致胆囊壁结构破坏，纤维瘢痕增生，最终萎缩的一种慢性胆囊疾病。正常胆囊长7~10cm，宽3~5cm，容积为30~60ml。由于胆囊大小不恒定，根据其大小诊断是否为萎缩性胆囊炎目前尚无明确的诊断标准。萎缩性胆囊炎患者多数长期有胆囊炎症状如反复发作的上腹部钝痛、闷胀痛等，同时B超典型表现为胆囊缩小、胆囊壁增厚、胆囊腔变窄或消失，通常还伴有胆囊腔内的胆结石的增强光团和声影；少数患者仅在相当于胆囊区的位置处探得伴有声影的变形光带，这些都要考虑慢性萎缩性胆囊炎的诊断。

萎缩性胆囊炎多由急慢性胆囊炎治疗不及时、不正规演变而来，越到后期手术越困难。对于反复发作的萎缩性胆囊炎，胆囊失去收缩功能，胆汁不能在胆囊内贮存、浓缩和定时排放，应视为无功能胆囊，纯粹成为一病灶，留在体内只有坏处没有好处，如胆囊炎可反复发作而影响患者的生活质量，还是身体中的一个感染源，亦可在此基础上发生癌变，宜积极争取尽早手术治疗。

（刘　俊）

什么是胆道残余结石？

在胆囊切除和胆道取石手术以后不久，胆道里又发现未取干净的"漏网"结石，这种手术遗留在胆道内的结石称之为残余结石。在我国，术后发生残余结石率很高，且胆道残余结石再次手术的并发症较多，死亡率较高，故胆道残余结石引起了学者们的高度重视。

1.胆道残余结石的原因

（1）术前检查不完善，胆道结石部位不明确，B超只发现胆囊结石，未报告胆总管结石，或B超只发现胆总管结石而未发现肝内胆管结石，使术者对结石的部位、大小和多少心中无数。

（2）在急症情况下做手术时，由于病情危重不允许做彻底的探查和长时间的取石手术。

（3）缺乏完善的术中检查设备，如术中B超、胆道镜、术中造影等，故术中对结石取净与否，只能作经验性的判断，难以准确地判断结石是否已经取尽。

（4）手术者对肝胆管的解剖不熟悉，或缺乏处理胆道结石的经验，或术中探查取石缺乏耐心，不够细致。

（5）复杂的肝内胆管结石，因结石位于Ⅱ级肝管以上，手术器械难以取尽，又没有肝叶切除的指征或结石嵌顿在肝内胆管，或胆管有狭窄，使结石难以取净，术者力不从心。

2.胆道残余结石的诊断

术后"T"管胆道造影和B超是发现胆道结石残留最常用的方法，如诊断仍有怀疑，可行包括内镜下逆行性胰胆管造影（ERCP）、肝胆CT平扫、经皮肝穿刺胆道造影（PTC）、磁共振胰胆管成像（MRCP）和胆道镜等方法进行诊断。

（黄　陈）

什么是Mirizzi综合征？

Mirizzi综合征是指因胆囊颈或胆囊管结石嵌顿和（或）其他良性病变压迫肝总管，引起以梗阻性黄疸、胆管炎、肝功能损害为特征的临床症候群，是慢性胆囊炎、胆石症的少见并发症。因其临床表现无特征性，该综合征术前诊断困难，术中处置不当可致胆道损伤，1948年由阿根廷外科医生Mirizzi首次描述该病。

Mirizzi综合征临床症状产生的病理解剖基础是胆囊管较长且与肝总管并行，两者间隔一层纤维膜。嵌顿于胆囊管或胆囊颈的结石压迫肝总管，导致狭窄、梗阻而继发胆管炎，或其压迫引起肝总管侧壁缺血坏死而形成胆囊胆管瘘。一般认为形成Mirizzi综合征有以下几个条件：①胆囊管比较长，且与肝总管并行一段；②胆囊管或胆囊颈部有嵌顿的结石；③嵌顿结石压迫胆管；④胆囊三角有炎症。

Mirizzi综合征术前不经特殊检查难以作出正确的诊断，直接影像学检查有以下特点：①胆囊萎缩；②胆囊颈以上的肝胆管扩张；③胆管偏位，一侧有充盈缺损且边缘光滑；④结石以上胆管明显扩张，而结石以下胆管正常。B超是本病的首选检查方法，表现为胆囊管或胆囊颈结石嵌顿与肝总管扩张、肝内胆管扩张，为本病筛选提供诊断线索。ERCP是术前诊断本病的重要手段，因ERCP有良好的胆道直接显影效果，可显示肝总管的狭窄、移位与充盈缺损及胆囊胆管瘘。PTC的检查价值和ERCP相似，因两者均属创伤性检查手段，有一定的适应证与并发症，临床应用受到一定的限制。MRCP可克服ERCP与PTC的不足，不仅可显示胆道情况，还可观察其周围解剖结构的改变，且具有非侵袭性、患者依从性好、无需造影剂等优点。

Mirizzi综合征的治疗原则包括切除胆囊、取净结石、解除梗阻、修补胆管缺损及通畅胆汁引流、避免胆道损伤。腹腔镜治疗Mirizz综合征有一定的困难，对术者要求较高，行术中胆道造影与腹腔镜B超检查可使手术安全性提高。内镜下乳头肌切开、体外碎石、球囊扩张、网篮或机械取石、内支架放置等方法，亦能成功治疗Mirizzi综合征。

（孙红成）

什么是胆囊切除术后综合征？

有部分胆结石患者在做了胆囊切除术后仍出现腹痛，这种疼痛一般与手术前疼痛不同，但部分也可以表现为胆绞痛、右肩背部放射痛、恶心、呕吐胆汁样物，严重者甚至可以出现寒战、发热和轻度黄疸等胆道感染症状。这种在胆囊切除后出现与胆道有关的症状，称为胆囊切除术后综合征（postcholecystestomy syndrome，PCS）也称胆囊摘除后遗症、再发性胆道综合征（recurrentbiliary tract syndrome）。本病多在术后数周至数月发生，也有1年以后发病者。一般统计，胆囊切除术后大约30%的患者可以出现上述胆道相关症状，但多为一过性，且程度较轻，只有2%~8%的病例症状严重，需要积极治疗。

胆囊切除术后综合征的发病原因主要有以下几个方面：①术后机体暂时不适应，胆盐代谢异常和自主神经功能紊乱，可影响胆汁的排泄、Oddi括约肌紧张度和胆总管的压力，从而产生上述症状。②术前诊断不准确，误将溃疡病、胰腺炎、膈疝或冠心病的症状误认为慢性胆囊炎所致，而做了胆囊切除术。③术前或术中对胆道系统未做全面检查，忽略了胆总管下段炎性狭窄或肝内外胆管结石。④由胆囊切除术本身造成，如胆囊管留得过长或在扩大的胆囊管内残存有结石，还有可能在断端形成神经纤维瘤，或手术损伤胆管等。由于胆囊切除术后综合征不是一个非常确切的诊断名词，所以20世纪70年代以后，随着内窥镜和影像学诊断的普遍开展，胆囊切除术后综合征的诊断已经逐渐为具体疾病的诊断所代替。

（陈雨强　江　弢）

什么是Oddi括约肌功能紊乱综合征？

Oddi括约肌是包围在胆总管末端、胆胰管共同通道外的平滑肌，它管理着胆、胰液排出进入肠道的最后关口。正常情况下，进食后，食物进入十二指肠，促使胆囊收缩素（CCK）释放，后者使胆囊平滑肌收缩，而让

Oddi括约肌舒张，关口开放，胆胰液就排入十二指肠，从而帮助消化吸收。如果各种原因导致这一过程不正常，如Oddi括约肌该舒张时反而收缩，就产生Oddi括约肌功能紊乱综合征。

Oddi括约肌功能紊乱可见于胆道或胰腺疾病，而最多发生在胆囊切除术后，是胆囊切除术后"不明原因"腹痛的重要原因之一。高达90%的特发性复发性胰腺炎患者可以发现有Oddi括约肌测压的异常，包括基础压增高、相波幅度和频率增加、对CCK的反常反应和逆流波次数增多，有专家认为Oddi括约肌功能紊乱可能与胰腺炎的发作有关。胆囊切除术后患者发生的胆型Oddi括约肌功能紊乱被分为三种类型：Ⅰ型，患者有疼痛、肝功能异常以及ERCP（内镜下逆行胆胰管造影）显示造影剂排空延迟和胆总管直径≥12mm；Ⅱ型，患者有腹痛，但只有上述一项或两项异常；Ⅲ型，患者只有反复发生的胆型疼痛，而没有上述任何一种异常。

本病诊断主要是排他性的，即排除其他引起腹痛的原因后所做的诊断。在前两种Oddi括约肌功能紊乱的患者中，ERCP可以发现造影剂排空的延迟。对于诊断有疑问时，测压是最后的诊断手段。

（陈雨强）

什么是胆肠内瘘？

胆肠内瘘是胆囊或胆道与肠道之间所产生的异常通道，大部分继发于严重的胆囊结石、胆囊炎和胆管炎，是胆石症少而严重的并发症，包括胆囊结肠瘘、胆囊小肠瘘、胆道结肠瘘、胆道小肠瘘等。由于胆肠内瘘本身没有较特异的症状和体征，常被原发病的临床表现所掩盖，一般术前诊断较困难。

胃镜、十二指肠镜、结肠镜、ERCP等内镜检查是诊断胆肠内瘘的重要手段，可直接窥视瘘口的部位、大小，经瘘口插管造影可明确胆道或胆囊情况及并存的胆道或胆囊疾病。选择何种内镜检查方法视患者的情况综合考虑决定。大多数胆肠内瘘因胆汁不能充分引流、胆道梗阻、胆道感染而应手术治疗，具体治疗方式取决于瘘的类型、原因、瘘口大小及病情发展程度等。

（黄　陈）

为什么胆石症患者进行内镜诊治时会引起急性胰腺炎？

内镜下逆行性胰胆管造影（ERCP）以及内镜下十二指肠乳头切开术等相关技术已成为胆胰疾病的重要诊治手段，内镜诊治时发生急性胰腺炎也越来越常见，成为内镜应用中一个特别值得重视的问题。

内镜诊治时引起急性胰腺炎的原因比较复杂，其中疾病因素包括原有胰腺疾病、胆管狭窄、胰管汇流异常等。操作因素包括：①造影剂注入压力过高，胰管过度充盈，造成胰泡显影；②反复多次胰管显影，尤其是4次以上，注入过量造影剂，引起胰管开口机械性损伤；③感染因素，如造影导管消毒不严格；④使用预备性切开，造成胰管开口及周围黏膜误伤或过度灼伤；⑤碎石后乳头嵌顿、过度高频电凝等。此外，还有一些次要原因如年龄小、括约肌功能不良、胆管直径<5mm等。

与一般胰腺炎不同，内镜诊治，特别是ERCP后发生的急性胰腺炎通常较为严重，有高达50%的患者可能为重症胰腺炎，因此预防胰腺炎的发生就显得尤为重要了。经过多年的经验总结，人们发现一些措施可以大大减少内镜诊治中急性胰腺炎的发生，如做ERCP时不要过多及过高压力注射造影剂，尤其是避免胰泡显影，严格消毒，提高操作技能，避免粗暴操作，内镜诊治后24小时内应用抗生素和生长抑素，定时监测血清淀粉酶等。

（江　弢）

什么是胆囊腺肌增生症？

胆囊腺肌增生症，又称胆囊腺肌瘤病或腺体增生性胆囊炎，是以胆囊的黏膜和肌肉增生为主的非炎性、非肿瘤性良性病变，有一定的恶变倾向，但由于其缺乏特征性临床症状，故临床上确诊有一定的难度。该症患者多与慢性胆囊炎及胆石症伴发，据统计，约80%本病患者合并有结石，考虑胆囊腺肌症可能与胆囊结石的机械性刺激及反复发作的慢性胆囊炎有关。

一般该病患者可出现类似胆囊炎、胆石症的症状，如进食油腻后上腹胀满隐痛不适或有其他消化道症状，也可无明显临床症状。在临床上确诊有一定的难度，目前仍需依靠切下标本后进行病理检查。超声可表现为胆囊壁弥漫或局限性增厚，增厚的囊壁内见小圆形无回声区，部分可见强回声光点伴彗星尾征，联合超声、CT，特别是磁共振成像检查可提高术前诊断准确度。近年来国内外有报道胆囊腺肌增生症不但有恶变倾向，且可能继发胆总管结石、胆管炎、急性胰腺炎及 Mirizzi 综合征，导致疾病复杂化，所以一旦考虑该诊断，建议手术治疗，即切除病变胆囊。

（于　亮）

原发性胆管结石与胆囊结石有什么区别？

原发性胆管结石与胆囊结石是分别发生在胆管和胆囊中的结石，两者在病因、病理、发病机制、临床表现、治疗方法与预后上都有明显不同。

原发性胆管结石多为胆色素结石，常与低蛋白饮食、寄生虫和细菌感染等有关，而胆囊结石绝大多数为胆固醇结石，主要与代谢紊乱、饮食不当有关。原发性胆管结石的发生与胆汁中非结合性胆红素钙过多及胆管胆汁淤滞有关；胆囊结石的发生则与胆囊胆汁中胆固醇过多、胆囊胆汁潴留有关。原发性胆管结石如果发生在胆总管或肝总管，可出现明显腹痛和黄疸，甚至可以出现寒战、高热等感染中毒症状，但如果发生在肝内胆管，则大多没有明显腹痛，除非累及很多肝内胆管；胆囊结石可以引起典型的胆绞痛，也可以没有腹痛或只有轻微不适，但胆囊结石一般不会有黄疸。胆囊结石治疗相对容易，可以通过非手术治疗或手术切除胆囊获得良好的效果；原发性胆管结石治疗较为困难，特别是肝内胆管结石，至今仍没有好的治疗方法。胆囊结石通过胆囊切除可以得到治愈，很少复发结石；原发性胆管结石在取尽结石后有很高的结石复发率。

（陈雨强）

胆囊切除术后为什么胆管又会发现结石？

胆囊切除术是治疗胆石症的标准方法，但有些患者在行胆囊切除术后，胆管又发现了结石，这是什么原因呢？这些结石一般来源于两种情况。一是新出现的结石，有些患者肝脏排出的胆汁成分异常，其胆固醇在胆汁中呈过饱和状态（称成石性胆汁），容易形成新胆固醇结石；或是因为蛔虫、细菌等再次侵犯胆道，破坏了结合胆红素，从而形成胆色素结石。新出现的结石又可称为再发性结石。二是残余的结石，一般人都认为在行胆囊切除和胆道取石手术时，应该把胆道结石"一网打尽"，一个不留，但事情并非这样简单，原因如下。

（1）在急诊手术中，由于时间匆促，病情危急，全身情况差，不允许做彻底的探查和长时间的取石手术。

（2）结石过多，尤其是肝内胆管多发性结石，无法一次取净或取石有困难，又没有肝叶切除的指征。

（3）术前诊断不清。由于医疗设备或技术的限制，不能对结石的部位、大小、数量等作出准确的判断，以致盲目取石，出现遗漏。

（4）结石嵌顿在肝内胆管，或胆管有狭窄，使结石难以取净，术者力不从心。

胆道残余结石是可以预防的，为此应强调术前检查，以了解结石的分布、大小、多少及胆管是否狭窄等，使术者心中有数，术中胆管造影和B型超声扫描能帮助了解胆总管下端和肝内结石的分布状况。术中运用胆道镜检查和取石可弥补一般器械取石的不足。肝内胆管结石如果已合并区域性肝组织的不可逆病理改变，在条件允许情况下应力争将包括肝内结石在内的区域病损肝组织一并切除，常能达到根治的目的。

（宋科瑛）

胆结石的超声表现是什么样的?

正常胆囊的超声图像:超声上胆囊呈一梨形的无回声区,所谓无回声区就是"黑色区",这个"黑色区"就叫胆囊腔,囊腔内是空无一物的。胆囊壁呈明亮的线状,包绕在"黑色区"四周。正常胆囊的长径一般不超过9cm,短径不超过3cm,胆囊壁厚不超过3mm。

典型表现:胆囊腔(也就是原本空无一物的"黑色区")内出现强回声(高密度)光团,在强回声光团后方出现一条无回声暗带,即声影。这种声影内部无多重反射的回声,而为一片均质的暗带,可与胃肠气体形成的声影相鉴别。改变体位强回声光团可移动。胆固醇与混合性结石常有较明显声影,而色素结石声影不明显。

非典型表现:胆囊内充满结石时胆囊"黑色区"消失,胆囊轮廓的前壁呈弧形的中等或强回声带,后方拖有较宽的声影带,使后半部的结构完全不能显示。这种典型的声像图称为囊壁结石声影三合征(WES征),具有高达96%的诊断正确率。

胆囊颈部结石:当结石较小或与颈部相嵌紧密时,结石的强回声可不明显,仅显示声影,而此时胆囊往往肿大。采用左侧卧位可提高结石的检出率。

胆囊底部结石:因受气体影响,结石有时不能显示,可通过体位改变使结石暴露。

泥沙样结石:颗粒细小,沉积层薄,声影近乎无,可变动体位使泥沙样结石聚集胆囊底部从而检出。

胆囊壁内结石:胆囊壁增厚,也就是"黑色区"四周的亮线增厚,其内可单发或多发数毫米长的强回声斑,其后方出现间隔相等、逐渐减弱的短小亮线,形成"彗星尾征",改变体位不移动。

与胆囊胆固醇性息肉的鉴别:胆固醇性息肉声像图的特征是胆囊形态大小一般正常,囊壁可轻度增厚,息肉常多发,体积较小,显示为自囊壁向腔内突起的乳头状或桑葚样强回声结节,小的仅为强回声点,大的通常不超过10mm,一般无声影,不随体位改变而移动。息肉可合并结石,息肉有时可自行脱落。

（朱　麟）

哪些疾病易被误诊为胆囊炎？

胆囊炎主要表现为右上腹、中上腹的长期的、反复发作的疼痛，疼痛还常常向右肩背部放射，其疼痛程度和性质可以各种各样，有的是剧烈的绞痛，有的只是轻度的闷胀感。能够产生类似症状的疾病都可能被误诊为胆囊炎。这些可能被误诊为胆囊炎的疾病包括胆囊及胆囊邻近结构的一些其他病变，较常见的如胆囊癌、慢性肝炎、肝脏良恶性肿瘤、慢性胆管炎、慢性胰腺炎、慢性胃炎、溃疡病、十二指肠憩室、胃及十二指肠肿瘤、右下肺肺炎、胸膜炎、肋间神经炎、肾结石、肾脏肿瘤等。一些在正常情况下不位于胆囊附近的结构的病变，由于解剖变异而改变到胆囊附近，也会出现类似于胆囊炎的症状。有的胆囊炎患者只表现为右肩及后背部不适，这就还要与肩周炎、腰肌劳损等常见肩背痛原因鉴别。很多情况下，胆囊炎可能与上述其他疾病中的一种或数种同时存在，作出明确诊断有利于分别给予对应治疗。

胆囊炎的辅助诊断方法多而可靠，诊断胆囊炎不困难。首选B超检查，可以发现胆囊壁增厚、胆囊内壁毛糙，常伴有胆结石，伴发急性炎症时还会有胆囊壁水肿与胆囊周围渗出。但有时有些假象可能会影响医生的判断。作者曾经接诊过1例病例，他因为右上腹疼痛，伴恶心、呕吐1天来就诊，化验显示血白细胞升高，B超显示胆囊稍增大、胆囊壁毛糙、胆囊周围积液，但没有胆结石。B超医生给出的诊断是急性胆囊炎。手术发现胆囊轻度充血，胆囊内没有摸到结石，而在胆囊下方看见明显肿大、充血的阑尾，周围有脓性渗出。这是一例异位的急性阑尾炎，由于解剖变异而炎症移到右上腹，造成胆囊炎的假象。因此，即使是被称为诊断胆囊炎"金标准"的B超，有时候也会被假象蒙蔽。重要的是提高警惕，不放过任何疑点，才能做到真正的万无一失。

（陈雨强）

什么是胆道逆行感染?

正常情况下,胆汁从肝脏分泌出来,经过胆管系统,平时存储在胆囊内,进食后胆汁释放进入肠道,帮助食物消化吸收。如果由于任何原因导致肠道内容物反向流入胆道系统,肠道内容物中的细菌可引起胆道感染,称为胆道逆行感染。

我们知道胆管在十二指肠的开口是一个叫做乳头部的结构,这是一个肌性结构,对胆管开口有管束作用,只允许胆汁定时、有规律地排入十二指肠,而不容许反向流动。如果由于什么原因失去这个阀门,肠内容物逆流就会不受拘束了。胆道逆行感染最常见于做了胆肠内引流手术的患者,做过内镜下括约肌切开术的患者也时常发生胆道逆行感染。前者常是胆道复发性胆色素结石的标准治疗,但由于胆道逆行感染发生,导致许多患者进行性恶化,发展为胆汁性肝硬化,最终多器官衰竭而死亡。近二三十年来,由于生活和卫生条件的改善,我国胆色素结石发病率逐年下降,因为胆石症而需行胆肠内引流手术的病例数也大大减少,又由于内镜诊疗技术的进步,许多胆色素结石病例只需通过内镜下治疗也可取得相似的治疗结果,而相应发生胆道逆行感染的风险却要小得多,因此,目前临床上胆道逆行感染的发生率已大大降低。现在胆道逆行感染主要见于因为其他非胆石症原因而必须做胆肠内引流手术的病例,如胆总管囊肿、胆管癌、十二指肠降部肿瘤、胰腺癌等,好在这些疾病发病率远低于胆石症,而且即使患这些疾病,也可以通过改善手术方式而减少胆道逆行感染的发生。

(陈雨强)

B超显示正常就可以排除胆囊炎吗?

有患者来就诊,述说自己反复发作右上腹疼痛,疼痛还向右肩部放射,医生也考虑胆囊炎的可能性很大,但做了B超却显示胆囊正常。B超显示正常还会是胆囊炎吗?

　　首先，我们要知道，B超诊断慢性胆囊炎主要根据胆囊大小、壁是否增厚、胆囊内壁是否毛糙，以及有没有结石来判断，如果患者有结石，胆囊壁明显增厚，胆囊明显缩小，则诊断慢性胆囊炎毫无疑问。同样，如果胆囊明显肿大，壁水肿、增厚，伴胆囊周围渗出，则诊断急性胆囊炎也没有疑问。有些胆囊炎患者并没有上述显著改变，如可能只有很轻的胆囊壁炎症，而结石又很小，发作后小结石又已经排出，很可能B超能够发现的异常十分少，甚至不仔细观察可能就认为是正常的。这种患者如果在发作期间或发作后不久做十二指肠镜检查常能从十二指肠液中发现小结石或结石的前体——胆固醇结晶，因此，可以说，尽管B超诊断胆囊炎很准确，但不是百分百准确，B超显示正常并不能完全除外胆囊炎、胆结石。另一方面我们也要坚信B超确实是诊断胆囊炎、胆结石最好的辅助工具，不能随意怀疑它的正确性。如果B超告诉你胆囊正常，而你的症状又确实表明你有问题，正确的做法应该是继续进行深入的检查，除外一些可能产生类似症状的严重疾病，如肝胆系统的肿瘤，可以进行观察，并适当给予一些利胆解痉药物，常能使这种隐匿性胆囊炎的症状得以缓解。当然，如果你一定要明确诊断，就可以进行一些针对性检查，包括ERCP、十二指肠液检查等，但你相应就要承受这类深入身体内部的检查给你带来的痛苦。

（陈雨强）

胆囊炎发作时检查血常规的目的是什么？

　　胆囊炎发作时检查血常规主要是为了了解炎症的轻重程度，其主要的依据指标就是白细胞总数及中性粒细胞百分数。如果白细胞总数及中性粒细胞百分数略增高，表示感染程度较轻，机体的抵抗力较强；如果白细胞总数及中性粒细胞百分数均增高，表示感染较重；如果白细胞总数及中性粒细胞百分数明显增高，或白细胞数并不增高甚至减少，但是镜下检查发现中性粒细胞幼稚化（左移），表明感染极为严重。

　　可以根据血常规检查决定胆囊炎患者的治疗方案。如果白细胞计数不升高，多表明胆囊没有严重的炎症，可能只是所谓的单纯性胆绞痛，治疗一般只需解痉、镇痛等对症处理。如果白细胞计数升高，表明胆囊存在急性炎症，通常需要给予抗生素抗感染治疗。如果白细胞计数很高，表明感染严重，很可能有胆囊化脓、坏疽和穿孔等并发症，需要紧急手术。

（沈　洋）

胆囊炎急性发作时需做哪些检查？

血常规：主要表现为白细胞计数和中性粒细胞计数的升高，85%的患者有轻度的白细胞升高。急性化脓性胆囊炎或坏疽性胆囊炎甚至化脓性梗阻性胆管炎的时候，白细胞计数可以升高到20×10^9/L以上。在危重患者以及免疫缺陷的患者中，白细胞计数可以不高，甚至下降。

尿常规：尿胆红素升高而尿胆原正常提示为梗阻性黄疸，可用于区分黄疸的原因。

肝功能：血清转氨酶升高，主要为天门冬氨酸氨基转移酶升高，10%的患者可以有轻度血清胆红素的升高，如果血清胆红素超过85μmol/L，常提示合并胆总管结石或胆管炎，或者有肝功能的损害。

血淀粉酶：1/3的患者可轻度升高，如果合并胰腺炎，则淀粉酶可明显升高。

影像学检查：①X线：腹平片上少数患者在胆囊区可显示钙质沉着的结石影，在急性气肿性胆囊炎时，可见胆囊及胆囊周围有积气，有时胆囊十二指肠瘘可发现胆囊内积气，并可发现回肠下段引起机械性肠梗阻的肠道内的结石影。②B超：可提示胆囊增大，胆囊壁增厚、毛糙甚至有"双边"征，胆囊内结石光团，其对胆囊炎胆结石诊断的准确率为65%~90%。③腹部CT：能比较清楚地显示结石的分布、胆囊及周围病变的情况、胆管梗阻的水平、肝内外胆管扩张的范围和程度，主要适用于B超诊断有困难的患者，特别适用于发现其他可能与胆囊炎混淆的疾病。④磁共振成像：诊断价值类似于CT，但对胆道病变的识别率略高于CT，用于其他辅助检查还不能明确诊断时。

（沈 洋）

胆囊切除术后3个月，出现与术前类似的症状是什么原因？

　　胆囊切除术后出现与术前类似的症状可能有以下一些原因：①合并症的存在，患者同时患有可与胆囊炎、胆石症症状混淆的疾病，如消化性溃疡、胃窦炎、慢性胰腺炎、肝内胆管结石、十二指肠憩室等，术后这些疾病依然存在，因此症状依旧。②手术操作的大大小小失误引起的胆道系统改变，如粗暴探查胆总管引起胆道下端的机械性损伤及以后引起的瘢痕狭窄，胆管内遗留小结石，切除胆囊时遗留胆囊管过长，留下了"小胆囊"，结扎胆囊管过低部分结扎了胆总管，导致胆总管部分狭窄等。③术后常见并发症，这些并发症只要是做了手术，就有可能发生，而与手术技术关系不大，如粘连，手术后胆囊床创面常被大网膜、肠管粘连覆盖，多数患者不会产生症状，但少数患者会因此而有明显疼痛。另外一些患者，还可能在手术创面形成创伤性微小神经瘤，因而产生明显症状。④不明原因，其中最有名的是Oddi括约肌功能紊乱综合征，其原因不明，主要改变为Oddi括约肌压力升高，而一般没有明显的器质性病变。

　　如果是术后3个月才出现症状，则除第一种情况的可能性不大外，其他可能性都有，这就要进行一些检查，一般通过B超、CT，必要时MRCP（磁共振胆胰管成像）或ERCP检查，常能明确有无胆道器质性改变，如残留结石、胆管狭窄、"小胆囊"等。如果上述检查还是没有发现异常，就只能考虑是否为Oddi括约肌功能紊乱或肠粘连等难以获得客观证据的情况。

（陈雨强）

胆囊结石可引起哪些并发症？

　　大约有一半胆囊结石患者可能终身没有症状，或仅表现为非典型症状，如中上腹或右上腹隐痛不适、饱胀、嗳气等，常与胃病混淆，另一半患者会有典型的胆道症状，主要表现为胆绞痛。胆囊结石患者还可能因为各种原因产生多种严重的并发症，包括胆道并发症和非胆道并发症。

胆道并发症：胆囊结石可以因为堵塞胆囊管和细菌繁殖而发生急性胆囊炎，严重时可产生急性化脓性胆囊炎、胆囊坏疽穿孔并导致急性局限性或弥漫性腹膜炎。急性胆囊炎经保守治疗后从急性期转入亚急性期及慢性期，可形成慢性胆囊炎。胆囊结石掉落入胆总管，可形成胆总管结石，并产生梗阻性黄疸，或引发急性胆管炎、急性梗阻化脓性胆管炎、肝脓肿。结石落入胰管，阻塞胰管或胆胰管共同开口可形成急性胆石性胰腺炎。较大的胆囊结石嵌顿于胆囊颈部，可压迫肝总管，引起肝总管外压性狭窄，或者出现胆囊胆管瘘，以及进而出现反复发作的胆囊胆管炎及梗阻性黄疸，称为Mirizzi综合征。解剖变异，尤其是胆囊管与肝总管平行是发生本病的重要条件。胆囊结石长期嵌顿但未合并感染时，胆汁中的胆色素被胆囊黏膜吸收，并分泌黏液性物质，可致胆囊充满无色透明黏液，称为"白胆汁"胆囊结石继发急、慢性胆囊炎反复发作，长期刺激还有可能诱发胆囊癌。

非胆道并发症：慢性胆囊炎反复发作还可能因为结石压迫形成胆囊肠道内瘘。较大的胆囊结石经胆肠瘘口排至小肠，可能形成结石性肠梗阻。

（孙　晶）

胆总管结石可引起哪些并发症？

胆总管是胆道系统的最后一段胆管，并与十二指肠相连，胆总管结石通常会不同程度地阻塞胆总管，引起阻塞性黄疸。某些胆总管结石因为各种原因，还会出现下列并发症。

（1）急性化脓性胆管炎：为常见并发症之一，也是最危险的并发症，主要是胆总管有结石存在下，非常容易使细菌在结石的缝隙中生存并大量繁殖，也就是非常容易发炎，其表现为腹痛、发热、黄疸三联征，严重时出现休克和精神症状，甚至短时间内导致死亡。

（2）胆道出血：结石反复损伤胆管壁及相邻血管壁所致。

（3）胆源性胰腺炎：胆总管结石在壶腹部嵌顿，或者阻塞胰管开口，或在排出时损伤十二指肠乳头，均可诱发急性胰腺炎。

（4）消化道胆瘘：当结石侵蚀穿透胆管壁及相邻胃肠时便形成消化道胆瘘，在胆管与胃肠道之间产生假性通道。

（5）胆管癌：结石反复损伤胆管壁，胆管壁反复修复、增生，最终可能导致胆管上皮的癌变。

（6）胆总管下端炎性狭窄：结石反复损伤胆总管下端，可导致局部瘢痕性修复，瘢痕收缩可导致局部炎性狭窄，进而导致胆总管胆汁引流不畅，结石更易形成，也可导致胆管阻塞，使胆汁不能进入肠道，进而出现黄疸和消化不良。

（刘　俊）

肝内胆管结石可引起哪些并发症？

（1）急性化脓性胆管炎：肝内胆管结石并发急性化脓性胆管炎时，不论结石梗阻在何部位，皆可出现毒血症和感染性休克，并导致肝、肾、肺、心、脑等多脏器功能衰竭。一般来说，结石梗阻的位置越高（越细的胆管），累及的胆管越少，中毒症状越轻；相反时则越重。

（2）肝脓肿及支气管胆瘘：在反复发作的急性化脓性胆管炎的基础上可形成肝脓肿，其症状与急性化脓性胆管炎相似。脓肿还可以穿破膈肌至肺，形成支气管胆瘘，临床表现为咳嗽、咯脓，此时重症感染症状会有所减轻。

（3）胆道出血：当反复的炎症侵蚀导致胆管与相邻血管相通时可发生胆道出血。临床表现为周期性消化道出血、腹痛、发热等。

（4）肝内胆管狭窄：肝内胆管结石常导致胆管壁反复的炎症损伤及修复，最终形成胆管纤维化性狭窄。

（5）胆汁性肝硬化与门脉高压症：弥漫性肝内胆管结石可逐步导致胆

汁性肝硬化，并进一步引起门脉高压症。

（6）肝内胆管细胞癌：肝内胆管结石长期对胆管的磨损及炎症破坏及反复的胆管上皮的修复有导致肝内胆管癌变的可能。

（7）肝外胆管结石及其进一步引起的并发症：肝内胆管结石可顺胆汁流动方向而落入肝外胆管，进而导致肝外胆管继发性结石及其相关的并发症。

（刘　　俊）

什么是胆石症诊治五大误区？

（1）认为是常见病，没啥大不了的：胆石症包含多种情况，发生在胆囊、胆管（肝内、肝外）的结石各不相同，有炎症和无炎症在治疗上也有所差别。同时患有胆石症，有的人终身没出大问题，但有人却因为结石嵌顿引起胆囊穿孔，或结石引起重症胆管炎、重症胰腺炎而危及生命。所以患有胆石症的患者，要重视疾病，认真了解胆石症的具体情况以及有可能出现的并发症，在医生的指导下采取必要的治疗和进行生活护理，防止疾病加重。

（2）认为无症状的结石不需治疗：有一部分胆石症患者平时没有症状，觉得无需治疗，这种观点是不全面的。胆结石的发生说明人体内部消化系统，尤其是胆汁代谢方面已经出现问题，如果不加注意，可能会出现更多的病变。胆结石较大、存在过久，或伴有胆囊壁的增厚、年龄偏大、有肿瘤家族史等因素者均有可能演变为胆囊癌。还有资料证实，胆结石患者结肠癌的发病率较一般人高。因此，胆石症患者无症状只能表明没有紧急治疗的需要，但不是一直不需要治疗。

（3）盲目轻信部分广告"单方治大病"说法：有些非正规医院打着"排石、溶石"招牌，不论胆石症具体情况，随便给患者进行治疗，以获取经济利益，而一些患者又因缺乏医学常识，相信一两次就能治好病，受骗上当，花了许多钱，病情没有任何好转。胆石症的治疗要根据具体情况而定，有些可以用药物疗法，有些应采取手术治疗，前提是应由正规医院的医生来决定。

（4）认为要彻底告别油荤：一般人都知道，胆石症的发生与饮食有关，吃油荤食物可能引起发作，因此有的患者一点儿油荤的食物也不敢吃，时间长了易出现营养不良等情况。实际上这种观点是不完全正确的。食用高脂肪、高胆固醇类食物易发生胆石症和胆囊炎，尤其在发病时更不能食用，但平时可以选择一些植物性蛋白质或脂肪含量较低的肉类食品，如里脊肉、鸡胸脯肉等，还可选服低脂或脱脂牛奶等维持正常的生理需求。

（5）轻易手术，盲目碎石：一些患者认为得了胆石症，干脆手术治疗一下就好了，其实不然。对于单纯的胆囊结石及胆囊炎，手术治疗一般可以达到治愈的作用，而对于胆管结石尤其是肝内胆管结石，一次手术或有时多次手术仍不能达到治愈的目的。一些老年患者，由于体质差，手术风险大，不到必须，一般尽可能采取非手术治疗。所以做不做手术要依病情区别对待。还有些患者考虑进行碎石治疗，但也存在着排不净或再发的问题，而且对胆囊炎症造成的胆囊病理改变没有任何作用。

（宋科瑛）

治疗篇

- ◆ 胆石症一定要治疗吗？
- ◆ 如何治疗胆囊结石？
- ◆ 胆囊结石不治疗将会导致什么后果？
- ◆ 如何治疗急性胆囊炎？
- ◆ 如何治疗慢性胆囊炎？
- ◆ ……

胆石症一定要治疗吗？

据临床统计，约有50%的胆结石患者没有症状，仅在做B超检查时发现胆囊内有结石，这在医学上称为无症状胆结石。虽然有些人可能一生也不发生症状，但因结石的长期刺激，相当一部分人终究还是会在某一天发病。据临床报告，约40%~50%的无症状胆结石患者会在5~20年内发作，首发症状多为胆绞痛，其中20%的患者会有严重并发症，如急性胆管炎、胆囊穿孔、阻塞性黄疸、急性胰腺炎等，严重的会危及生命。

根据以上情况，患了胆结石即使没有症状也要高度重视，除了平时应注意饮食结构，少吃动物脂肪，多吃新鲜蔬菜外，还应定期复查，并根据具体病情采取相应的措施，非手术治疗的手段很多，诸如中药、针灸、口服溶石药物、体外震波碎石等，不可因暂时无症状就任其不管而失去最佳治疗时机。一般说来，胆结石患者若胆囊炎、胆绞痛经常发作，胆结石大于3.0cm，胆囊萎缩失去功能，伴有糖尿病、冠心病以及出现种种并发症者，宜尽早手术。对于胆囊结石不大，胆囊功能良好，平时又没有症状的患者，可以暂时观察或采用药物治疗。关于服药溶化结石的疗法国内外不少学者正深入研究，国外曾用口服熊去氧胆酸，在一部分患者中取得了溶解胆固醇结石的效果，但从临床观察其效果来看，该药服用周期长，不良反应明显，有腹泻、肝功能受损等不良反应，而且临床治疗有效率仅20%左右，因此，就目前而言，溶石疗法还缺乏理想的药物。

（周玉坤）

如何治疗胆囊结石？

有症状的胆囊结石是指有过胆绞痛或急性胆囊炎，或者其他胆道并发症（如胆管炎、胰腺炎）发作者，需要给予相应的治疗。治疗分为急性发作时的应急处理和发作后的确定性治疗，治疗方法包括手术治疗与非手术治疗。

如果是单纯的胆绞痛发作，需要给予解痉镇痛药物对症治疗；急性胆囊炎发作时则除上述对症治疗外，常需要使用抗生素，如果药物治疗症状不能好转，则需要手术治疗。急性胆管炎时除需要抗生素及对症治疗外，首选ERCP取石和引流。并发急性胰腺炎时主要是禁食、输液和药物治疗，少数重症感染性坏死型胰腺炎需要手术治疗。

胆囊结石的确定性治疗包括非手术治疗和手术治疗。非手术治疗包括口服利胆、溶石、排石类药物治疗，体外震波碎石治疗，经皮经肝胆囊溶石、碎石治疗等，其中最常用的是口服溶石药物如熊去氧胆酸治疗以及一些中成药。熊去氧胆酸适用于少数结石小于1.5cm、数量少于3枚且胆囊功能良好的胆固醇结石，完全溶石成功率不超过30%；中成药通过利胆、助消化、排石等作用，可以改善患者症状，常作为其他确定性治疗的辅助治疗。体外震波碎石因为适用性不广且可能造成严重并发症，临床已很少使用。经皮经肝溶石、碎石治疗可用于不能耐受手术又急需改善症状的胆囊结石患者，目前仅个别单位开展此项治疗，且有一定风险，不是胆囊结石的主流治疗方法。手术治疗包括传统的开放胆囊切除术和微创的腹腔镜胆囊切除术和腹腔镜保胆取石术（详见本书相关条目），其中腹腔镜胆囊切除术是最常用的手术治疗方式，在发达国家和地区已占到所有胆囊切除术的90%以上。

（陈雨强）

胆囊结石不治疗将会导致什么后果？

因结石的长期刺激，每年大约2%的"无症状"胆囊结石患者出现胆绞痛，甚至诱发胆囊急性炎症。小的结石还可落入胆总管，排入十二指肠，而每次排石均可损伤胆总管末端胆胰壶腹括约肌，反复排石则造成胆总管末端狭窄，继发胆总管结石及胆源性胰腺炎。大的结石嵌顿、压迫胆囊及其邻近器官会形成胆囊内瘘，如胆囊十二指肠瘘、胆囊横结肠瘘、胆囊胆总管瘘等。0.5%~1%的胆囊结石并发胆囊癌，对于结石大于3cm、年龄超过50岁、有肿瘤家族史、胆囊壁厚大于1cm、胆囊瓷器样改变者应视为胆囊癌高危因素。任何癌症都应以预防为主，做到早发现、早治疗。对于胆结石直径大于3cm、年龄超过50岁，特别是女性，应考虑预防性胆囊切除。

（周玉坤）

如何治疗急性胆囊炎？

急性胆囊炎的治疗一般分药物疗法和手术疗法，在病变早期如急性水肿型胆囊炎宜首先采用中西医结合药物进行治疗，绝大多数患者的症状可以缓解，待完全恢复6周后再行择期手术。治疗上应采取以下措施。①卧床休息、禁食：严重呕吐者可行胃肠减压，应静脉补充营养，维持水、电解质平衡，供给足够的葡萄糖和维生素以保护肝脏。②解痉、镇痛：可使用阿托品、硝酸甘油、哌替啶、美沙酮等，以维持正常心血管功能和保护肾脏功能等。③抗菌治疗：抗生素使用是为了预防菌血症和化脓性并发症，通常联合应用氨苄西林、克林霉素和氨基糖苷类，或选用第二代头孢菌素治疗，抗生素的更换应根据血培养及药敏试验结果而定。④中药治疗：多采用疏肝理气、利胆止痛的治疗原则，以柴胡疏肝饮加减治疗。如病情不能控制，发展到急性化脓性胆囊炎，胆囊有发生坏疽、穿孔的危险，或者胆囊已经发生了穿孔，并发了胆汁性腹膜炎，应及时改用手术疗法切除胆囊。

（周玉坤）

如何治疗慢性胆囊炎？

得了慢性胆囊炎后，胆囊的功能大多已有很大的损害，患者经常会感到上腹或右上腹疼痛、上腹饱胀不适、反酸嗳气、恶心、呕吐等消化不良的症状。有的患者会有急性胆囊炎的发作，少数患者还会引起胆囊癌。目前还没有哪一种药物可以根治慢性胆囊炎，各种抗生素仅在慢性胆囊炎急性发作期应用，对治疗慢性胆囊炎并无效果，因此，慢性胆囊炎一经明确诊断，应以手术切除病变的胆囊为宜。胆囊切除术后，绝大多数的患者都会取得满意的疗效，症状消失，也避免了急性胆囊炎、胆囊癌等并发症的发生。对症状较轻、胆囊内没有结石、胆囊的浓缩和收缩功能只有轻度减退的患者，可以采用利胆的药物来治疗，如口服熊去氧胆酸、胆酸钠或消炎利胆片等。对慢性胆囊炎症状较轻者的饮食，一般不需特别限制，有的医生认为饮食中含有一定量的脂肪可以促进胆囊的收缩，反而对治疗慢性胆囊炎有一定的帮助。当然饮食中的脂肪量不宜太多，以免引起患者的不适。

（周玉坤）

如何治疗胆管结石？

胆管结石分为肝内、外胆管结石，其中肝外胆管结石多见。这里主要讨论肝外胆管结石（肝内胆管结石见本书相关条目）。

大约15%的胆囊结石患者同时患有胆总管结石，而95%的胆总管结石患者患有胆囊结石。尽管胆总管的结石可以不造成任何危害地从Vater壶腹排出进入十二指肠，但也可能因此引起胰腺炎或者阻塞，在胆管远端引起胆绞痛和胆管炎。因为并发症可能很严重，甚至威胁生命，所以一般建议对于胆总管结石即使无症状也应该去除治疗。

过去的数十年，ERCP及括约肌切开已成为去除胆总管结石的首选方法。括约肌切开可以同时加做或不做球囊扩张。在去除胆总管结石后，通常需要行胆囊切除术，除非患者有严重合并症。这样做的理由是大多数胆总管结石的来源是胆囊，不切除胆囊很可能造成胆总管结石复发，因此，除非患者预期寿命很短，否则应该在取石后尽快切除胆囊。来源于5家随机对照试验的荟萃分析比较了内镜取石后切除胆囊与保留胆囊的后果，结果显示保留胆囊有显著高的胆道并发症和死亡率。

对于少数胆囊"正常"的胆管结石在行ERCP取石后是否需要切除胆囊则存在争议。来自于西方的学者认为，因为绝大多数胆管结石是继发于胆囊结石，尽管有时超声或CT等检查未能发现胆囊结石，但可能是因为结石小，或者结石刚好排出，胆囊形成胆结石的病因基础还在，所以不切除胆囊很可能造成胆管结石复发，他们的研究结果也证实了这一观点。与西方不同，东亚的胆管结石相当一部分是原发于胆管的棕色素结石，这些主要由胆红素钙组成的结石占到胆总管结石的30%，可以引起反复发作的胆管炎和胆汁性肝硬化，甚至胆管癌，因此东亚学者认为，在ERCP取石后，患者如果没有胆囊结石，没有必要做预防性胆囊切除术。

（陈雨强）

如何治疗急性胆管炎？

急性胆管炎治疗原则是手术解除胆管梗阻、减压胆管和引流胆道。在疾病早期，尤其急性单纯性胆管炎，当病情不太严重时，可先采用非手术方法，约有75%的患者病情趋于稳定，感染得到控制，而另25%患者对非手术治疗无效，并由单纯性胆管炎发展成急性梗阻性化脓性胆管炎，应及时改用手术治疗。

非手术治疗包括解痉镇痛和利胆药物的应用，其中50%硫酸镁溶液常有较好的效果，用量为30~50ml一次服用或10ml日3次；胃肠减压也常应用；大剂量广谱抗生素的联合应用很重要，最终需根据血或胆汁细菌培养以及药物敏感试验，再调整合适的抗生素。如有休克存在，应积极抗休克治疗。如非手术治疗后12~24小时病情无明显改善，应立即进行手术，即使休克不易纠正，也应争取手术引流。对病情一开始就较严重，尤其是黄疸较深的患者，应及时手术。目前为止手术死亡率仍高达25%~30%。手术方法应力求简单有效，主要是胆管切开探查和引流术。引流时注意引流管必须放在胆管梗阻的近侧，在梗阻远侧进行引流是无效的。如病情条件允许，还可切除炎症的胆囊，待患者度过危险期后再彻底解决胆管内的病变。

近年来，非手术胆管减压术已经成为急性重症胆管炎的重要治疗方法，但是各种非手术胆管减压方法的治疗价值是有限的，有其特定的适应证，并且存在一定的并发症，不能完全取代传统的手术引流。外科医生应根据患者的具体病情、梗阻原因及病变程度来选择有利的胆道减压方式和时机。

（周玉坤）

急性胆管炎的首选治疗方法是什么？

急性胆管炎是胆石症的一种常见急性并发症，其典型表现为腹痛、寒战、发热与皮肤、巩膜黄染，严重者还会出现血压下降、神智模糊等表现，是需要紧急处理的一种病况。急性胆管炎常由胆总管结石引起胆道阻塞所致，这种胆总管结石可以是原发在胆管中，也可以是由胆囊内的结石掉入胆总管所致。此外，其他能引起胆道梗阻的原因如肿瘤、寄生虫等也偶尔引发急性胆管炎。

过去，对于急性胆管炎的治疗一般采取的原则是：轻症者给予保守治疗，主要是选用针对胆道感染有效的抗生素，如头孢哌酮，大多数患者的感染症状很快可以得到缓解，以后根据检查情况择期给予确定性治疗，避免了急症手术的风险，对于出现血压不稳和（或）神智有改变的患者，应立即行急症手术，给予胆道减压引流，可以使患者转危为安。后一种情况下患者的安危是以小时，甚至分秒计算的，早一分钟、一小时手术患者可能就获救了，而晚了就有生命危险。以上的治疗原则目前仍旧适用于我国绝大多数小城市和广大乡村地区。

近二三十年来随着内镜技术的进步和普及，在我国2级以上等级的医院多能安全施行内镜的诊疗。在这种背景下，急性胆管炎的治疗应首选内镜，通过内镜放置鼻胆管引流导管，可以使胆管炎症状体征迅速缓解；有时有经验的内镜医生还能一次性取出胆管内的结石，但多数是在患者病情稳定后择日再做一次内镜，取出胆管内结石。如合并胆囊炎、胆囊结石则应行腹腔镜下胆囊切除，从而从根本上消除胆管炎再发的病因基础。

有时患者可能会遇到这样的情况：来到医院急诊，内科医生认为患者病情严重，不适合内镜治疗，患者就来到外科要求手术，而外科医生又会认为手术风险远大于内镜治疗，因而要求患者再去找内科医生。有时在这种推诿中患者就失去了救治机会。事实上，尽管内镜治疗是急性胆管炎的首选治疗，但如果在一家内镜治疗很少进行的医院，或你碰到的是一位内镜治疗做的没有把握的医生，内镜治疗胆管炎可能确实没有手术更安全，毕竟后者已施行了百年有余，且是所有外科医生都能掌握的手术。

（陈雨强）

为什么大部分胆石症患者非手术治疗效果不佳？

主要有下列几种原因。

（1）非手术治疗很难清除结石：胆囊结石的形成是经过较长时间的胆固醇沉积而成，一旦形成结石后，要将其溶解掉非常难。溶石效果较好的药物往往并发症比较严重，如以前曾用过溶石药物胆囊内直接注入，虽然能很快溶解结石，但是对胆囊壁和胆管壁的腐蚀性较大，还可以导致一系列严重并发症。另外，胆囊的出口也就是胆囊管往往比较细，在炎症的情况下甚至可以扭曲，因此较大结石的排出比较难，另外对于炎症比较严重的胆囊，其收缩功能往往丧失，体外震波以及药物治疗后碎裂、变小的结石难以排出体外。也就是说，现有的非手术治疗方法对大多数患者来讲很难将其结石完全清除。

（2）非手术治疗后很容易复发：本原因是胆石症患者非手术治疗效果不好的主要原因。胆囊结石多数为胆固醇结石，主要是因为胆汁中主要成分比例失调，胆固醇含量增加，同时胆汁在胆囊内浓缩导致胆囊内的胆汁中的胆固醇过饱和，析出后形成胆固醇结晶，最终成为胆固醇结石。进行不切除胆囊的取石治疗等方法，由于病变的胆囊仍然存在，胆固醇浓度异常仍然存在，那么，胆囊结石复发是迟早的事。目前调节胆汁中胆固醇浓度的药物的治疗效果仍然不佳，即使使用利胆药物，胆囊结石复发的可能性仍然比较大。

（3）胆石症导致的并发症需要手术治疗：一些胆结石引起的并发症必须行手术治疗，如胆石症可导致胆总管结石、胆源性胰腺炎、胆囊十二指肠内瘘、胆囊萎缩、胆囊积脓等并发症，而这些并发症大部分需要手术治疗，如胆囊十二指肠内瘘不经手术治疗是不可能好的。

（4）长期发炎的胆囊容易癌变：胆石症一般伴有胆囊炎，部分轻的胆囊壁炎症在胆囊结石去除后可完全消除，但是大部分胆囊壁的炎症仍然持续存在，是胆囊结石复发的重要原因，同时也有发生胆囊癌变的可能。

综上所述，对于大多数胆石症患者而言，手术治疗是最佳方法。

（刘　俊）

腹腔镜下胆囊切除术的适应证和禁忌证各有哪些？

腹腔镜下胆囊切除术（简称LC）的适应证：LC的适应证范围与手术者的实际操作水平有极大关系，严格来说LC适用于无手术禁忌证的所有胆囊良性疾病，目前LC的适应证包括三大疾病：①各种有症状的胆囊结石，包括单纯性胆囊结石，急、慢性胆囊结石嵌顿，萎缩性胆囊炎，胆囊充满型结石，上腹部手术后结石等；②已被确诊为非结石性功能性胆囊炎（如胆囊排空功能障碍，胆囊吸收、浓缩功能欠佳等）；③各种类型的胆囊隆起样病变（如胆囊息肉、胆囊腺肌病、胆囊胆固醇沉积症等）。

LC术的禁忌证：①疑胆囊癌变者；②合并严重的肝硬化、门静脉高压；③有凝血机制障碍及出血倾向者；④合并胆肠内瘘者；⑤合并重症胆管炎者；⑥腹腔内严重感染及腹膜炎；⑦中、晚期妊娠；⑧严重心肺功能障碍及不能耐受气管插管、全身麻醉者；⑨腹腔内广泛而严重粘连者；⑩不宜建立人工气腹者。简言之，目前能做传统开腹胆囊切除术的基本上也能做LC术；传统胆囊切除术禁忌的情况，大致也是LC禁忌的。

（周玉坤）

腹腔镜下胆囊切除术与开腹手术相比有哪些优缺点？

开腹胆囊切除术是一种非常经典、非常规范的外科手术，自开展以来已有一百多年历史，而腹腔镜胆囊切除术从1987年开展以来，到目前为止，仅十多年，但已占领胆囊切除术的大半江山。两种方法对医师来说具有以下区别：①一个成熟的腹部外科医师习惯于剖腹手术，适应了三维的腹腔内操作，而腹腔镜外科用的手术器械比一般开腹手术的器械要长，专用性强，而且复杂，除手控器械外还有为手术配备的电凝器、光源、信号转换器和监视器等仪器，手术者和辅助人员对这些器械和仪器都应有基本了解和掌握，否则不但难以使用它们，而且可能使患者蒙受损伤。②外科医师习惯于近距离地用手去接触脏器和组织，而腹腔镜外科医师必须习惯于远距离操作，用器械去接触、处理脏器和组织；腹腔镜外科在分离、切断、止血等操作中常以电切或电凝为主要手段，因此要求操作必须准确。

两种方法对广大患者朋友来讲具有以下特点。①开腹手术在人们心目中都有一种"开膛剖肚"的感觉，因而在心理上有一种恐惧感，而腹腔镜胆囊切除术则无这种感觉，易为大家接受。②开腹手术具有创伤大、痛苦大、恢复慢等缺点，而腹腔镜胆囊切除术创伤小，痛苦小，胃肠功能恢复快，能早起床活动，一般术后3～5天即可出院回家，但费用较高。③开腹胆囊切除术可能出现切口感染、肠粘连、肠梗阻等并发症，而腹腔镜胆囊切除术上述并发症可能较少；腹腔镜胆囊切除术胆道损伤等严重并发症较开腹手术要多且严重。随着腹腔镜技术的提高及仪器设备的改进，上述严重并发症的发生几率大为下降，开腹手术和腹腔镜手术因方式不同，具有不同的优缺点。

（周玉坤）

胆结石手术治疗的效果如何？

虽然现在已有不少应用非手术的方法可以治疗胆结石，如体外震波碎石、口服鹅去氧胆酸溶石治疗、注入甲基叔丁醚直接溶解胆固醇结石、应用中医中药治疗等，但这些方法有的还处在临床研究阶段，有的效果不确切、不满意，而且多数方法只适用于部分胆结石患者，因此，手术治疗仍然是治疗结石的主要手段。

胆结石患者经过手术治疗后，绝大多数都会取得较满意的效果，患者的症状会得到解除，能完全恢复健康，过着与健康人一样的生活。但是，确有少数患者在手术后还会有类似胆结石的症状，有些人胆结石会复发。结石复发与结石存在的部位和性质有关，一般来说，位于胆囊内的结石手术后很少复发，位于胆管内的结石手术后有较高的复发率，这主要与后者多为胆色素结石有关。还有部分患者手术后会出现明显的消化吸收功能紊乱，还会有功能性腹痛，但这些不适经过适当调理多能逐渐好转。

（周玉坤）

胆结石患者一定要手术治疗吗？

胆囊结石以临床症状分类，可以分为症状性胆囊结石和无症状性胆囊结石。对于前者，目前基本提倡手术治疗，非手术治疗疗效较差，结石复发率高，而且保留病变的胆囊经反复炎症后还有癌变的可能。对于后者，需不需要治疗、需不需要手术一直以来有争议。

无症状性胆囊结石是指患者从未发生过胆绞痛、急性胆囊炎，而仅仅是在体格检查时偶然经B超检查发现的结石患者。对于无症状的胆囊结石，除定期B超复查外，一般认为暂时无须特殊处理，一旦出现症状再行手术也来得及。这样，一部分终身无症状的患者就可以免受手术之苦。但是，无症状胆囊结石患者有以下情况时还是应当考虑手术治疗的：①胆囊结石直径大于2cm，癌变危险较高；②合并胆囊息肉样病变不能排除癌变者；③胆囊萎缩、钙化，或X线检查显示瓷样胆囊者；④糖尿病患者（因为一旦出现急性胆道感染则很难控制，急诊手术的术后并发症发生率较高）；⑤工作环境处于无充分医疗条件者，如飞行员、海员、野外工作者等；⑥在施行上腹部其他手术时。

（周玉坤）

什么是胆石症的双镜治疗？

近二十多年外科手术技术发生了重大变化，其标志就是以腔镜与内窥镜为代表的微创技术广泛应用于各种手术，胆石症的治疗方式变化就是最好的例证。以胆总管结石为例，过去标准的手术是腹部开一个超过10cm的刀口，胆总管再开一个1cm左右的口子，用钳子从胆总管开口进去取出结石，然后胆总管中放置一根引流管后关闭胆总管开口。术后2周~2个月后做造影检查证明没有异常后拔除引流管。患者遭受的创伤和痛苦相当大。如今，大多数这样的胆总管结石只需通过内窥镜就能将结石安全取出，根本无需开刀。对于胆囊结石，目前大多数是通过腹腔镜切除胆囊，具有创伤小、患者恢复快、腹部无明显刀疤等优点。

胆石症的双镜治疗就是基于微创技术的针对胆石症的治疗方式。对于胆囊结石同时合并胆总管结石，过去的标准手术是胆囊切除加胆总管切开取石，"T"管引流，创伤较大；目前则多采取微创的腹腔镜下胆囊切除术加内镜下胆总管取石，这就是常说的针对胆囊结石合并胆总管结石的双镜治疗。

近年来，国内有一些单位开展了保胆取石术，就是对于胆囊炎症程度较轻、胆囊功能良好的胆囊结石，只取干净胆囊内结石而保留胆囊，初步的报告发现，只要病例选择恰当，操作规范，胆囊结石的复发率并没有想象的高。这种保胆取石术的施行方式有两种，一种是在超声引导下将一根针通过皮肤、肝脏，最后进入胆囊，然后再扩大穿刺针道并插入胆囊镜至胆囊，在胆囊镜直视下用超声波将结石粉碎，并将粉碎的结石吸出。术后胆囊内置入气囊引流管，2周后拔管。另一种保胆取石术则是借助腹腔镜和纤维胆道镜，用气腹针经腹部穿刺置入腹腔镜探查胆囊位置和外观，然后在肋缘下行小切口（2~3cm）入腹，牵引胆囊，切开胆囊底，在纤维胆道镜直视下取出胆囊内结石，这就是另一种针对胆囊结石的双镜治疗。

（陈雨强）

胆石症微创手术有哪些？

（1）保胆手术：主要适用于胆囊结石、症状比较轻、胆囊收缩功能好、胆囊的炎症不明显、胆囊壁比较薄、没有合并息肉的患者，如果成石原因仍然存在，有结石复发、再次手术可能，目前这种治疗方法仍未定论，保胆手术有两种术式：①经皮胆囊镜"保胆取石"术：在超声波引导下先行经皮胆囊穿刺，然后再扩大穿刺针道并插入胆囊镜至胆囊，在胆囊镜直视下用超声波将结石粉碎，并将粉碎的结石吸出。术后胆囊内置入气囊引流管，2周后拔管。②微创纤维胆道镜"保胆取石"术：借助腹腔镜和纤维胆道镜，用气腹针经腹部穿刺置入腹腔镜探查胆囊位置和外观，然后在肋缘下行小切口（2~3cm）入腹，牵引胆囊，切开胆囊底，在纤维胆道镜直视下取出胆囊内结石。

（2）腹腔镜胆囊切除术：是通过腹部微小创口将特制器械置入腹腔，通过电视屏幕切除胆囊的一种外科技术。当前，单孔（即在肚脐切一个15~20mm的切口）腹腔镜胆囊切除术已经普及，是治疗胆囊炎、胆囊结石的首选术式。

（3）小切口胆囊切除术：是在胆囊的体表投影处切一个3~6cm的小切口，在肉眼直视下行胆囊切除术。

（4）纤维胆道镜技术：系通过术中纤维胆道镜、术后纤维胆道镜和经皮经肝胆道镜以及近年应用的经口胆道镜治疗胆管结石，可以代替过去传统的某些外科手术，甚至可以起到外科手术所起不到的作用，是外科治疗胆道结石的必不可缺的辅助手段。

（5）纤维十二指肠镜技术：即应用十二指肠镜通过十二指肠大乳头开口部插管至胆管内进行诊治的一种微创或无创的肝、胆、胰系疾病的诊治技术，它主要用于：①诊断作用：了解十二指肠及其乳头情况，显示胆胰管系统，鉴别肝内外胆管、胰管梗阻的部位及病变范围；②治疗作用：十二指肠乳头和Oddi括约肌切开、胆胰管内取石和引流术、十二指肠乳头气囊扩张术、胆道多镜联合的治疗等。

（周玉坤）

胆石症不切除胆囊行吗？

胆囊切除还是不切除？事先要先做胆囊检查，确定病变的胆囊是否有功能，这一点十分重要。医生会慎重考虑胆囊切除的必要性和适应性。如胆囊积水、胆囊积脓、胆囊萎缩等时胆囊都已丧失功能，即使发作不频繁或暂时未发作，只要身体条件允许，应该早日给予手术。长期患有胆囊结石，不仅有癌变危险，还可引起许多肝脏并发症，影响消化功能。病变胆囊切除后，可以清除隐患，解除消化不良，改善消化功能。尚有功能的无症状胆囊最好先考虑用药物、排石、碎石等非手术治疗，并定期B超随访，动态观察，每4~6个月要做1次检查。对于结石大于3cm、年龄超过50岁、有肿瘤家族史、胆囊壁大于1cm、胆囊瓷器样改变者应视为胆囊癌高危因素，应尽早施行胆囊切除术。从胆石症总的方面来讲，大多数专家都倾向于以手术治疗为好。当然，具体患者要做具体分析，要根据每个患者的病情选择合适的手术。

（刘　俊）

胆囊多发结石不手术行吗？

临床上经常遇到没有症状的胆囊多发结石患者对是否手术踌躇不定，事实上，医学上长期以来对这类患者的处理也有不同看法，只是近年来国内外的观点已渐趋一致，认为一些无症状胆囊多发结石患者应当行手术治疗。

调查资料显示，约有半数的胆囊多发结石患者可以终生不表现症状，因此许多医生不主张手术。然而有研究显示，胆囊癌与胆囊结石的发生存在着极为密切的关系，甚至认为胆囊结石是胆囊癌的癌前病变，另外40%~50%的无症状胆结石患者会在5~20年内发作，首发症状多为胆绞痛，其中20%的患者会有严重并发症，如急性胆管炎、胆囊穿孔、阻塞性黄疸、急性胰腺炎等，严重的会危及生命。胆囊检查有多发或较大结石，胆囊亦有较严重的病理改变，且有囊壁增厚、纤维化及囊腔变小等情况时，宜采用手术治疗。胆囊多发小结石者，若胆囊功能良好，胆囊管直径较大，胆总管下端又无狭窄，在严密观察下行排石疗法，取得成功的可能性较大，在已经取得排石经验的单位，不失为一种可供选择的治疗方法。然而，有人认为胆囊多发小结石是一种危险结石，因游动性大，容易嵌顿在胆囊管内，或进入胆总管引起胆道梗阻或引起胰腺炎等严重并发症，宜早期手术。结合作者个人经验，胆囊多发结石还是手术治疗比较稳妥。

（周玉坤）

何时为急性胆囊炎的最佳手术时间？

对于无并发症的急性胆囊炎患者，何时为手术最佳时间，至今仍有争论，非手术治疗可使大多数的急性胆囊炎患者病情得到控制和缓解，待完全恢复6周后再行择期手术，这种治疗方案有如下优点：术前准备充分，患者手术耐受能力增强，局部无充血水肿，解剖关系清楚，手术安全性高，术后并发症及死亡率较低。

有的急性胆囊炎患者发病迅速，病情险恶，胆囊有发生坏疽、穿孔的危险，或者胆囊已经发生了穿孔，并发了胆汁性腹膜炎，此时，单靠药物治疗已收效不大，甚至反而贻误病情，会威胁到患者的生命。这些患者往往有较严重的症状，右上腹部疼痛持续而剧烈，甚至伴有黄疸，体温上升到39~40℃及以上，腹部检查可以发现右上腹有较大范围的压痛和腹肌紧张，有时压痛和腹肌紧张可延及全腹，血中白细胞的计数显著增高，达$20 \times 10^9/L$，有的患者还会出现血压下降等休克征象。遇到这种情况，医生应该当机立断进行急症手术，切除发炎的胆囊。近几年来，早期手术得到广泛采用，经过12~48小时术前准备，再进行手术，早期手术在发病后72小时以内完成，如采用腹腔镜手术，24小时以内是最好的手术时机，因为此时患者的胆囊炎症病理改变以水肿为主，局部器官的解剖关系仍清楚，术中容易将胆囊从肝脏的胆囊床面上分离出来，能将胆囊管和胆囊的血管做确切的结扎，手术具有较高的安全性，不仅预后好，还避免了再次住院的经济负担，况且有些患者等待不到6周又可能再次发病，至于采用何种方案，应根据具体情况，灵活掌握。

（周玉坤）

治疗胆囊结石有哪些非手术方法？

胆囊结石的非手术治疗方法包括溶石治疗、碎石治疗、排石治疗和中医中药治疗等。总的来说，非手术治疗只适合一小部分胆囊结石患者，大多数胆囊结石患者还是需要手术治疗的。

溶石治疗，包括口服溶石与接触溶石两种。前者主要是口服胆酸类药物，其原理是增大胆酸池，从而促进胆固醇溶解，所以原则上，口服溶石治疗只适用于胆固醇结石，而且是含其他成分，尤其是钙、胆色素成分很少时才可能有效。临床常见的胆囊结石虽然多数是胆固醇结石，但多为含少量胆色素和钙的混合型结石。另外，对于大的结石，特别是大于2cm的结石，或者结石数量超过3个，口服溶石也无能为力，因此，据统计，口服溶石治疗即使是针对胆固醇结石的患者，有效率也不过15%~30%。如果要口服溶石，还要确认胆囊有功能以及胆囊管通畅，因为吃进去的药物不是直接进入胆囊的，而是被肠道吸收后再经肝分泌，药物经胆管流入胆囊后浓度已非常稀了，根本不能溶解结石，这就需要胆囊有浓缩功能，胆囊吸收了水分后，药物（胆盐）的浓度就提高了。在口服溶石治疗前，最好进行口服胆囊造影检查以了解胆囊功能，还能根据胆石是否比重低于胆囊内的造影剂来判断是否为胆固醇结石，但因为这种检查较麻烦，目前已很少用。我们可以对于结石在3个以下、大小在2cm以下（特别是1cm以下）的胆囊结石给予口服溶石治疗3~6个月，然后复查B超，如果结石明显缩小可以继续治疗，否则则应放弃口服溶石治疗。常用的口服溶石药物是熊去氧胆酸、鹅去氧胆酸等。接触溶石治疗是将一根导管通过穿刺经皮、经肝插入胆囊内，并注射溶剂来溶解结石，这种溶石起效需数分钟至数小时，主要用于因为各种原因手术有高度危险，但临床情况又必须要求及时干预的患者。这种溶石也只能使用于胆固醇为主的结石，如果结石含钙，可以用含EDTA的合剂来溶石。

胆囊结石的碎石治疗在20世纪80年代至90年代初较为流行，是通过体外冲击波将结石打碎至3~5mm以下，然后通过使用促进胆囊排空的药物促使碎石排出到肠道。碎石需要通过胆囊管、Oddi括约肌两个关卡才能排出，而在这一排出过程就有可能发生胆管炎和胰腺炎等严重并发症，因此，近期已很少有医疗单位使用这一治疗方法。碎石治疗要求结石数量不能超过3个，大小也不能超过2cm，而且必须含钙量少。

排石治疗很少单独使用，多与溶石或碎石治疗联合应用。西药如胆囊收缩素效果明显，但需注射，很少使用。临床使用的多是中药方剂或是以此为基础制成的中成药制剂，常能起到良好的排石效果，又不会产生严重并发症。

（陈雨强）

胆石症患者何时应该手术？

胆石症患者有下列情况者应考虑行胆囊切除术：①有典型的胆绞痛频繁发作史者。②右上腹痛反复发作，严重影响患者工作和生活的。③胆石较大、胆管狭窄，Oddi括约肌纤维化以及排石汤、针灸等非手术治疗效果不佳且症状加重者。④胆囊内多发性小结石，又合并胰腺炎发作者。⑤胆囊结石为10~13mm，易造成胆囊颈部结石嵌顿者。⑥胆囊结石合并胆总管结石者。⑦胆囊结石病史达10年以上或胆石大小在2cm以上者。⑧慢性萎缩性胆囊炎患者。⑨患有糖尿病、高血压、心脏病等其他疾病的老年胆囊结石患者。⑩急性胆囊炎经非手术治疗后，症状加剧，胆囊肿大且紧张度较大者。

（周玉坤）

胆石症手术什么时候需要切除部分肝脏？

肝切除术在胆石症中主要用于肝内胆管结石病。由于切除病变的肝组织、去除化脓性病灶增加了手术的彻底性，有利于提高手术的疗效。肝叶切除包括治愈性肝切除和辅助性肝切除。治愈性肝切除的适应证包括某一肝叶（段）肝管狭窄及结石、肝胆管多发性狭窄，或并发有慢性肝脓肿，或有肝胆管外瘘，或疑有癌变者。辅助性肝切除的目的是切除肝方叶或肝中叶下段肝组织使肝内胆管得到充分的显露，增加处理肝门部胆管病变或胆肠吻合的空间。另外，如果胆囊结石合并胆囊癌变时，除非胆囊癌属早期，否则应将胆囊连同其附着的部分肝脏一并切除，以达到根治的目的。

（周玉坤）

哪些情况下胆石症患者需服用药物？

胆石症是我国常见病、多发病，其发病率逐年升高，在北京、上海、广州等大城市胆石症的发病已接近或超过欧美、日本等发达国家的水平。一旦患上此病不要惊慌，首先要看医生，明确诊断。第一步是要完善检查，通过B超等检查了解胆囊和胆道情况以及结石的种类、大小、数量和位置。必要时还可以做口服胆囊造影判断结石类型和胆囊功能状况。不是说一患上胆石症就必须手术处理，非手术治疗尤其是相关药物治疗亦有一定作用。如何选择治疗胆结石药物，不仅是医生的工作，患者自身也应该清楚服药的目的，并且在医生指导下更好地配合治疗。一般来说，胆结石患者服药不外乎以下三种情况。

（1）胆结石的溶石和排石治疗：此类药物主要包括熊去氧胆酸、鹅去氧胆酸以及一些中成药制剂如胆宁片、利胆排石颗粒等。据发达国家对长期使用的口服溶石剂统计，溶石药的有效率只有20%~40%。服药并非人人适宜，应在医师指导下服用，且必须符合以下几种情况：①症状轻微的胆固醇结石患者，对胆红素结石患者无效。②患者胆囊造影显影要良好，胆囊不显影者无效。③胆囊结石直径在1~2cm之内，而且应是透光性结石，表明含钙量低。胆管内结石服用溶石药一般无效。直径<1cm的胆管结石服用排石药可能有效，可以在医生指导下服用。用药时间的长短应视治疗效果来决定。用药期间应定期复查（B超检查），看看结石是否缩小或消失、胆囊的炎症反应是否减轻。如果有右上腹剧烈疼痛、畏寒、发热，或者皮肤、巩膜出现黄染时，一定要去医院检查治疗，以免因急性胆囊炎或急性胆管炎发作延误治疗时机而危及生命安全。

（2）胆结石手术前后的辅助治疗：对于有症状且反复发作的胆石症患者，应该择期手术，但当表现为急性胆囊炎和胆管炎时，则需急诊住院治疗。当患者没有严重的腹膜炎症状和体征时，可给予针对革兰阴性杆菌以及厌氧菌的抗生素抗感染、山莨菪碱（654-2片）及其类似药解痉以及输液等保守治疗，炎症期过后再使用胆宁片、胆维他片等药物，待病情好转后择期手术治疗。

（3）预防胆结石的形成和复发：疾病重在预防，有胆石症家族史或体态较胖、脂肪摄入过多的中年女性的高危人群，需要特别注意，除合理安排饮食、增加运动量外，可以服用一些促进胆固醇代谢的药，如益肝灵、普伐他汀（普拉固）、适量的维生素C等。对于部分胆石症高危人群，熊去氧胆酸有一定的预防胆结石作用，但该药较为昂贵，并不适用于大众预防。对于有胆石症曾行手术治疗的患者，术后可以使用胆宁片、茴三硫片（胆维他）和胆通片等药物治疗，预防结石复发。

（黄　陈）

中医是如何治疗胆结石的？

中医认为胆结石多归于中医胁痛、黄疸范畴，是因情志不畅、过食肥甘油腻等导致肝气不舒，脾失健运，湿热内生，热煎胆汁，凝结成石，石阻胆道，遂生诸症。中医中药治疗胆结石已有一两千年的历史，有着丰富的治疗经验，随着现代科学的发展，中医对该病的治疗和认识都有了突破性进展。在治疗上，充分发挥中医辨证论治优势，除服用中药外还可配合针灸（足三里、阳陵泉、胆俞等穴）、耳针（肝、胆、胰、神门等穴）、膏药贴敷等方法以达到排石、碎石、防石之功，并取得了一定的疗效。

中药治疗：中药治疗的原则是以舒肝利胆、通腑泄热、通里攻下为主。国内常用的中药方很多，都是在上述原则上加以演化，主要由疏肝利胆类中药、清热利湿类中药、通腑泻下类中药以及山楂、乌梅等化裁而来的复方。治疗胆石症最好是根据患者的具体病情，给予辨证施治，但通用的成方也有一定的效用。

针刺疗法：针刺可以刺激胆汁分泌和调整胆道的舒缩活动，具有解痉止痛、利胆、排石、止吐等作用，在一部分患者中取得了排石的效果，但是单纯用针刺治疗，疗效似乎不足，一般需同时配合中药内服。体穴取中脘、阳陵泉、太冲、胆俞、丘墟等。每次留针半小时，每天2~3次。耳穴可取神门、肝、胆、胰、十二指肠等。

总之，中医治疗胆结石、胆囊炎不良反应少，无禁忌证，简单易行，但是对于较大结石，促排出就较困难，胆囊中的结石由于胆囊管细小，中医排石效果也不理想，因此，胆管结石大于1.5cm或胆囊结石大于0.5cm时，一般就不适合用中医中药来治疗。此外，在胆结石急性炎症阶段，应该采取西医抗炎补液治疗；当出现腹部压痛、反跳痛、肌紧张等严重腹膜炎体征或是出现腹痛、寒热、黄疸等急性胆管炎表现时，应该尽早采取手术治疗。

（黄　陈）

服用利胆溶石药应注意哪些事项？

常用的利胆溶石药物除了西药中价格昂贵的熊去氧胆酸外，大多是一些兼具溶石与利胆作用的中成药制剂。不是所有的胆结石都适合利胆溶石药物治疗的，治疗中还可能出现这样或那样的并发症，必须正确应对。一般在进行利胆溶石药物治疗需要遵循以下原则。

（1）选择合适的病例：进行利胆溶石药物治疗的患者所患结石必须是胆固醇为主性结石，X线显示是透光的结石，且结石较小（直径在1.5cm以内）、数量较少（3枚以内），没有胆道梗阻，治疗胆囊结石的还必须保证胆囊管通畅和胆囊有收缩和浓缩功能。胆囊有急性炎症时口服利胆溶石药物既无用，还可能加重症状，应该禁止。因此，患者在选用利胆溶石治疗前，必须进行B超检查，必要时还需做口服胆囊造影才能保证治疗的效果。

（2）定期复查：包括每个月查一次肝功能，特别是需要服用西药如熊去氧胆酸时，每3~6个月查一次B超，了解结石治疗是否有效，以及是否出现新的情况，如原来只是胆囊结石，服药后结石排入胆总管形成胆总管结石。如果有效可以继续治疗，直到结石消失和症状完全缓解，否则就应该停止口服利胆溶石药物。服用熊去氧胆酸出现肝功能损害时，也最好停用该药，可以选择其他中成药。

（3）注意防范并发症：利胆溶石药物治疗引发的并发症主要有两方面，一是与药物本身有关，如大多数利胆溶石药物都会引起慢性腹泻，而西药还可能影响肝功能，这些是治疗中必须注意的。对于用药后出现腹泻的，可以减少用药量，也可以补充一些肠道有益菌与一些调节肠道功能的药物，多可使症状得到改善。极少数患者腹泻严重，特别是有反复水样泻时，应该停用该药。通常在口服利胆溶石药物时，需同时多喝水，有利于溶石排石，还可以补充因为腹泻而产生的失水。另一些并发症则与结石排出过程有关，有些利胆溶石药物可以将小结石（5mm以下）排出，在排出时多数患者会感觉一过性腹痛，但不会产生严重并发症。少数患者则在排出过程中由于一些原因使小结石阻塞某个部位而产生严重并发症，最常见的是阻塞性黄疸、急性胆管炎与急性胰腺炎，因此，在进行利胆溶石治疗时如果出现持续性腹痛要考虑产生并发症的可能，需要及时就医。

（陈雨强）

保胆取石术是怎么回事？什么样的胆石症患者适合行保胆取石术？

当前腹腔镜下胆囊切除术（简称LC）是治疗有症状胆囊结石的金标准，但因为存在诸如胆囊切除术后综合征、胆汁反流性胃炎、消化不良和脂肪泻以及有可能增加患大肠癌的风险，使得人们越来越多考虑如何在治疗疾病同时能保留健康有用的胆囊。早年保留胆囊治疗胆囊结石的尝试常常失败，因为结石复发率非常高（50%~80%）。这是因为传统手术切开胆囊取石既要在胆囊上开一个大口子，又无法完全看清胆囊腔，常常导致结石不能完全取净，加上胆囊本身受到较严重损伤，因而，复发率高。因此长久以来保胆取石术被认为是一种已被淘汰的手术。

1992年，北大医院张宝善教授在全国率先从事胆囊结石的内镜微创保胆取石术，他们认为既往的保胆取石术由于无内镜技术帮助，是"盲人取石"，不可能取净结石，过去报道的所谓复发率绝大部分是结石残留率而不是真正的复发率，而现代内镜微创保胆取石术是用软性（纤维）胆道镜进入胆囊内进行检查和治疗，可以做到哪里有结石就可以到达哪里取石，完全彻底干净地取净结石。其报道的15年的随访复发率为2%~7%，远远低于旧式的保胆手术。近期更有学者应用微创技术保胆取石术治疗胆囊结石517例，长期复发率只有1.2%。

保留有功能的胆囊、力争取净胆囊内结石，这是保胆手术的目的。不恰当地选择病例，盲目追求保胆取石将使胆囊结石的治疗事与愿违，因此对于胆囊萎缩、急性炎症、胆囊壁增厚明显>0.4cm、胆囊收缩功能不良、胆囊管存在部分或完全梗阻、有急性或慢性胰腺炎史、胆囊结石并存息肉样隆起病变或疑有胆囊癌者还是应该切除胆囊。需要强调的是，当前对于胆囊结石治疗的主流观点仍是切除胆囊，因此在没有可重复的前瞻性大病例数临床随机对照试验结果出来前，选择保胆取石应该慎重。

（江　弢）

胆囊手术后什么时候可以进食？如何进食？

在行胆囊切除术后，一般来说，只要胃肠蠕动恢复就可以进食，但术后要注意食物的搭配，因为胆囊切除以后，尽管胆总管可以起到一定的代偿功能，但胆汁的储存、浓缩功能减退。由于个体差异，术后开始进食时间要因人而异，具体情况还要具体对待。

腹腔镜胆囊切除术与其他腹部手术一样，腹腔镜胆囊切除虽然腹壁切口小、胃肠道影响小，但全麻对胃肠道的影响始终是存在的。术后要等到麻醉药物对胃肠道抑制反应消失、胃肠道恢复正常的生理功能后才能逐渐进食。如果进食过早、过快，由于胃肠道不能将食物消化、吸收、运输，可能会导致腹胀、呕吐。术后胃肠道功能恢复前，有时患者会出现呕吐有苦味的胃液、腹部胀痛等不适，也可因肠道蠕动而导致很难受的腹胀，不必着急，也没有必要止痛、解痉处理，待肛门排气或排便后就自然消失了。

一般而言，肛门排气在术后24小时后，一般48小时前多数患者能肛门排气。通常推荐：术后第一天早晨，患者可以适当饮水，以白开水为宜，观察饮水后的身体反应，如果没有什么不舒服，可以在上午饮米汤少许，如果仍然没有不良反应，中午就可以进食稀饭了，并且可以适当吃一些可口的咸菜（榨菜、豆腐乳等）。晚餐可以继续吃稀饭，观察身体的反应。次日如果感觉很好，就可以进食蒸鸡蛋、鱼汤、鸭汤等流质性的食物了。进食的关键是自己掌握，尽量少吃多餐，食物要易消化，一旦有不舒服的表现立即停止，等待肠道的恢复。进食的速度尽量和肠道恢复的速度一致，或者稍滞后一点最好，自己感觉良好就行。牛奶、豆浆等容易引起肠胀气的食物应尽量少吃，或者不吃。

（丁尔讯）

胆囊切除术后还需要服用以前的药物吗？

胆囊切除之后，胆囊结石肯定就不会有了，但在手术后半年内，会出现一些消化道功能的紊乱，因为胆囊在人体内就好比一个蓄水池，起储存胆汁的作用，胆囊切除后，在消化食物时，会因为胆汁临时分泌不足而引起各种症状，通常称为胆囊切除术后综合征。平时，在饮食上要注意少吃油腻食物，并在术后6~12个月内坚持服用一些消炎、利胆的中西药物来控制术后综合征，如服用同时具有防石功能的药物则更好，如中药胆宁片等，可在消炎、利胆的基础上用来防止胆结石复发。另外，根据胆囊切除术后是否出现腹痛、腹泻等不适，还可以采用中医中药来治疗。中药辨证论治对胆囊切除术后的不适具有良好疗效。胁痛、脉弦属肝气郁滞者，柴胡疏肝散加味治之；胁痛、寒战、发热、口苦、咽干、黄疸、舌红苔黄腻、脉滑数属湿热内蕴者，大柴胡汤合茵陈蒿汤治之；胁痛、高热、口干、黄疸、苔黄、脉弦数属火毒炽盛者，应用黄连解毒汤加茵陈蒿汤治疗。

（丁尔讯）

术后胆汁漏是怎么回事？该如何处理？

胆汁漏是因为胆道完整性遭到破坏，导致胆汁漏出到胆道之外，通常是漏出到腹腔内的一种胆道手术的常见并发症。按胆汁漏的发现时间，可以分为术中胆汁漏与术后胆汁漏。术中发现的胆汁漏可以通过适当处理将损害大大降低。术后发现的胆汁漏治疗效果则主要取决于胆汁漏的原因以及发现和处理的及时程度。

胆石症手术发生胆汁漏的原因主要是医源性胆道损伤，是由于医生技术不熟练、操作粗暴、手术时机选择不当等造成的，但也有部分胆道损伤与一些特殊情况，如患者胆道解剖变异有关，变异情况存在时就算是最有经验的外科医生有时也难免不损伤，好在这种极端情况很少见。

胆汁漏的发现早晚对预后有重要影响，因此作为患者及其家属应该懂得判断是否可能发生了胆汁漏，以便及时通知医生进行处理。目前大多数医院的大多数医生都会在胆道手术后放置腹腔引流管，就是为了便于及时发现诸如胆汁漏等并发症。如果患者或家属在引流液中见到胆汁样液体（金黄色或浓茶样），就应该告诉医生。部分患者没有放置腹腔引流管，那就比较难以判断了，通常是在胆汁漏到一定严重程度，如导致发热、严重腹胀、腹膜炎体征和黄疸时，才怀疑有胆汁漏，失去了治疗补救的最佳时机，常导致严重后果。

发生了胆汁漏并不一定意味着有严重的胆道损伤。有一种迷走胆管，异常地连接着胆囊与肝内某一胆管，由于这种胆管很细，在做胆囊切除时很容易被同时切断，由于现在多用电凝切割组织，迷走胆管也暂时被凝住了，术中并不出现胆汁漏，但术后数小时后多会重新开放，产生胆汁漏。因为这种胆管很细，漏出胆汁有限，引流出的胆汁样液体很少超过200ml，如果腹腔引流通畅，一般不会引起患者不适，数天至数周后，这种迷走胆管会自动闭合，故不需特殊处理。除上述情况外的大多数术后胆汁漏，特别是胆汁引流量大，或很快引起感染症状的胆汁漏均应该及时手术，消除胆汁溢漏，建立通畅引流。

（陈雨强）

胆肠吻合术后2个月再出现黄疸、发冷发热怎么办？

胆肠吻合术是将胆道（通常是胆总管或肝总管，少数是肝门部胆管）与肠道（通常是近段空肠，少数是十二指肠）连在一起的手术方式，是解决胆汁内引流的常用方式，常用于胆道、胰腺恶性肿瘤切除术后的消化道重建、不能切除的晚期肿瘤并发胆道梗阻时的胆道减黄内引流、反复发作的肝内外胆管结石、胆道损伤后的胆肠重建等。胆肠吻合术后出现黄疸、发冷发热，通常表示存在胆道不同程度的狭窄与胆道感染，首先要考虑的是吻合口狭窄，可同时合并胆石（胆泥）沉积于吻合口，造成胆道梗阻，并因此继发胆道感染。另一种情况是，胆肠吻合术后出现发冷发热，可合并轻度黄疸，但并没有发现有明显吻合口狭窄和结石复发，这就是典型的胆肠逆行感染。正常消化液流向是相对无菌的胆汁流入相对有菌的肠道中，如果反过来，有菌的肠液向胆道流入就会引起胆道感染，这通常与手术有关。胆总管十二指肠吻合术因为非常容易发生胆道逆行感染现已基本不做，另一种胆道—空肠吻合术因为有足够长的旷置肠段，可以最大程度减少肠液反流进入胆道，所以很少发生胆道逆行感染，因此反过来说，如果做了这样的手术后出现胆道逆行感染，说明手术做的不规范，没有足够长的旷置肠段。

术后2个月再出现黄疸、发冷发热，应该及时进行影像学检查，包括超声与CT和磁共振胆胰成像检查，结合病史可以确定有无吻合口狭窄与结石复发，如明确有吻合口狭窄，表明只有手术是解决问题的唯一途径。如果合并肝内多发胆管结石，可采取肝叶、肝段切除等手术达到根治效果。如果未见明显吻合口狭窄，也没有肝内外胆管结石复发，考虑为胆肠逆行感染，如果以后发作频繁，同样可以引起严重的肝脏病变，也应该适时手术重建胆肠引流。对于以后很少发作的单纯胆肠逆行感染，则可以对症处理，平时还可服用一些利胆中成药。

（陈雨强）

针灸是否可治疗胆囊炎和胆石症？

针灸治疗胆囊炎有一定疗效，适用于发病时间短、症状较轻或首次发作的单纯性胆囊炎，或未发生严重并发症者，或没有梗阻因素且胆囊功能尚佳者。在针灸治疗的同时，也可服用疏肝理气、消炎利胆的中药，以加强消炎排石之功效。针灸治疗胆石症具有解痉止痛、利胆排石、降逆止呕的功效，可单独应用也可与中药同用。针灸排石疗效确切，无不良反应，但针灸疗法排石尚存在排石不全等缺点，有待进一步提高。

一般常用穴位如下。

体针：取胆囊穴、阳陵泉、胆俞、太冲、内关、中脘、足三里。每次

2~3穴，用毫针行中强刺激，每穴运针3~5分钟，留针10~20分钟，隔5分钟行针1次，每日针刺1次。用电针亦可。

头针：取头部胃区（以瞳孔直上的发际处为起点，向上作平行于正中线的长约2cm直线）。用毫针中度刺激，每次运针5分钟，留针20~30分钟，隔5分钟行针1次，快速捻转，每日针刺1次。

耳针：取肝、交感、神门等穴。每次2~3穴，强刺激，留针20~30分钟，每日1~2次。

手针：取手掌内（男左女右）胆之相对应部位，进针1.0~1.5cm，捻转针柄用泻法，不提插，一般留针15分钟。

点挑：取肝俞、脾俞、三焦俞、足三里、胆俞等穴。采用挑筋法或挑提法，每次取3~4穴，1~3日挑1次，5~10日为1个疗程。临床上可根据病情辨证取穴。

穴位注射：取腹部阿是穴。常规消毒后，以蒸馏水0.3~0.4ml配合维生素$K_3$8mg，每穴注射4ml。

穴位敷贴：取解痉止痛膏（白芷10g、花椒15g研成细末，韭菜茈、葱白各20个和苦楝子50g捣烂如泥），用白醋50ml将上药敷贴于中脘穴周围。还可取胆俞穴。

针罐并用法：取胆俞穴，用广口瓶行常规拔罐方法，配合阳陵泉、胆囊穴、足三里、丘墟针刺，强刺激。

灸法：灸神阙穴。

（钱耀明）

金钱草能防治胆结石吗？

金钱草，俗称大金钱草、过路黄，为报春花科多年生草本植物过路黄的全草。其味甘、淡，性平微寒，归肝、肾、膀胱经，《本草》记载它有清热解毒、利尿、通淋、排石、退黄的功效，对于治疗肝、胆、肾、膀胱系统疾病，无论是单味还是加入复方，都有较好的疗效。金钱草常用的配伍有配海金沙能清热通淋、清热利湿、通淋排石，配茵陈能清热、利湿、通淋，配车前草能清热、利湿。西医学研究发现，金钱草含多量单萜酮、熊果酸、β–谷甾醇、棕榈酸、琥珀酸、多种氨基酸、鞣质、苦味质、胆碱、硝酸钾等成分。动物实验证明，金钱草能促进胆汁分泌，松弛胆管括约肌，有利于胆汁排出。民间常用金钱草泡茶饮用来防治胆石症。

金钱草的不良反应很少，有极少部分患者可能对金钱草中的某些成分过敏，产生过敏反应，一般停用后都可恢复。除此之外，金钱草对大多数的胆石症患者是安全的，可以在平时每天用金钱草30~50g泡茶饮用来防治胆石症。

（乐　枫）

如何治疗"大三阳"患者的胆石症？

"大三阳"是指乙型肝炎病毒检测中，两种抗原（表面抗原s、核心抗原e）与一种抗体（核心抗体c）阳性，表明其传染性强。如果肝功能正常，则胆石症患者的治疗一般不受影响，但有时治疗可能需要更积极一些，那是因为胆囊炎、胆结石的反复发作本身也常常影响肝功能，长期的反复发作会加速肝脏病变的进展，在"大三阳"的基础上更早发生肝硬化和肝功能衰竭。因此，如果"大三阳"患者同时患有胆石症，在肝脏情况稳定的情况下，应该尽早解决胆道问题，该手术的就早一点做手术切除胆囊。

如果"大三阳"患者同时有肝功能损害，这种肝功能损害可能是肝炎病毒所致，也可能与胆石症发作所致胆道梗阻有关。这种情况下不应该进行创伤大的手术，以避免加重肝功能损害和防止发生急性肝功能衰竭。此时可以一边进行保肝治疗，一边解决胆道梗阻的原因，常使用创伤小的治疗，如先给予鼻胆管引流，多能解除胆道问题对肝功能的影响，待患者病情好转、肝功能恢复后再进行胆道确定性手术。

一般来说，"大三阳"患者肝脏处于易损的状况中，此时对胆结石的治疗要讲究时效，需要长期进行的非手术治疗如口服溶石治疗并不适合，而要抓住时机解决胆道问题，也避免了以后加重肝脏损害的一个重要原因。

（陈雨强）

胆囊切除术后经常腹痛又查不出原因该怎么办？

胆囊切除术后腹痛通常的原因有：①合并症的存在，患者患有与胆囊炎类似表现的疾病，如消化性溃疡、慢性胃炎、十二指肠憩室病、慢性胰腺炎等，由于术前评估不仔细，导致术后症状持续。②手术后遗症，常见如结石残留、胆囊管遗留过长、胆总管下端损伤性狭窄和肠粘连等。这些情况有的是手术有失误如残留结石、胆囊管遗留过长或胆总管损伤性狭窄等，有的则与手术做的好坏无关，而主要与机体的反应有关，有的患者损伤后的机体反应特别是纤维化反应过强，很容易产生肠粘连，从而很早就可以产生反复发作的腹痛。③功能性异常，包括胆道功能异常和肠道功能异常。这些患者常规检查如B超、CT等多没有异常发现，因此过去常被归于不明原因的疼痛，但深入的研究可以发现其中有相当比例的患者是患了一种称为Oddi括约肌紊乱综合征的疾病，其主要的病理变化是胆总管下端的压力异常增高，那是由于Oddi括约肌功能紊乱所致，正常当胆囊收缩时，Oddi括约肌舒张，从而释放胆囊中的胆汁进入肠道，部分胆囊切除术后的患者失去了这一节律，Oddi括约肌该放松时仍然紧缩，引起胆道压力升高而引发疼痛。胆囊切除术后的患者还有相当一部分会有肠道功能紊乱，那是因为失去胆囊后，胆汁持续地释放进入肠道，会暂时改变肠道的微环境，有些人因而产生腹痛和腹泻。这种功能性改变多在3~6个月内好转，否则就应该检查是否有器质性原因，以免延误病情。

综上所述，术后经常腹痛不能一概而论，应该进行分析和检查，首先应该排除器质性病变，一般通过B超和CT检查可以找出绝大多数器质性原因。如果已经排除器质性原因，对于功能性腹痛一般通过控制饮食和服用一些调节胆道和肠道功能的药物，症状都可以逐渐好转。对于顽固性腹痛，又通过检查确认为Oddi括约肌功能紊乱者，经过括约肌切开术可以治愈。

（陈雨强）

胆结石术后胆总管仍有结石怎么办？

胆囊切除术后胆道残留结石的来源，多数是术前并存的胆道结石漏诊，少数是在胆囊结石术中移入胆道。文献报道，胆囊结石患者约10%~20%同时伴有胆总管结石。对胆道残留结石的预防要从术前做起，重在仔细评估。

如果是胆囊结石在手术中通过胆囊管移入胆总管导致残留的话，一般结石都比较小，有可能通过Oddi括约肌排入肠道，因此可以尝试非手术治疗，给予解痉、利胆等疗法使Oddi括约肌放松，从而有助于结石的排出。同时适当应用抗生素预防感染，并可试用中医中药治疗。

如果残留的结石是术前并存的而被漏诊的，则一般很难自行排入肠道。如果手术时已经在胆总管中放置了"T"型管，则可以在手术后2~3个月后待窦道形成牢固后，通过窦道置入胆道镜取出结石，从而避免手术，此种治疗的成功率在95%以上。如果胆总管内没有放置"T"型管，则一般需要接受有创的治疗。现在随着内镜技术的发展，可以通过十二指肠镜进行胆道置管引流、Oddi括约肌切开取石，但此种技术一般只能取出1cm以下及数量较少的结石，如果结石较多、较大则需要手术治疗，大部分情况下可以用腹腔镜结合胆道镜手术，这种微创手术可以缩短患者康复的时间，但是如果由于第一次手术后腹腔内粘连很严重或者结石取出有困难的话，就要采用开腹手术了。

（张　放）

什么情况下可选择胆囊造瘘术？

急性胆囊炎的标准手术方法是胆囊切除术。胆囊切除也是治疗胆囊炎胆石症的根治性手术方式，如果患者的全身情况和胆囊局部及周围组织的病理改变允许，应行胆囊切除术以根除病变。对高危患者，或局部炎症水肿、粘连严重、局部解剖不清者，特别是在急症情况下，应选用胆囊造瘘术来快速排出感染的有毒胆汁，可使病情迅速好转。胆囊造瘘术创伤小，操作简单快速，因而对人生理干扰小，可在3个月后病情稳定时再行胆囊切除术。对于年老体弱、合并心肺肾等多个重要脏器疾病者，胆囊造瘘术后是否还需再行胆囊切除术，已有学者提出质疑。

以下情况应该慎行胆囊切除术，以选择胆囊造瘘术为宜：①患者一般情况不佳，不堪胜任长时间的全身麻醉和较大手术者。②胆囊周围炎严重，胆管和血管的解剖关系辨认不清者。③胆囊已穿孔形成局部脓肿或弥漫性腹膜炎者。④胆囊炎症极为剧烈，且合并有急性胰腺炎者。⑤患者黄疸深，肝功能已有明显损害，或有严重毒血症，情况不佳者。⑥患者体型肥胖，切除术因手术野暴露不佳而有困难者。⑦手术者对胆囊切除术经验不足者。⑧合并有胆总管结石胆管炎且情况不佳者，可先行胆总管切开引流加胆囊造瘘术，待病情好转后再做二期手术。

（陈德健）

什么是胆囊大部切除术？

说到胆囊大部切除术，就不得不提到另一个更熟悉的名称——胃大部切除术，胃大部切除术是大多数胃疾病的标准术式，它是要切除大约2/3的胃。胆囊大部切除术却很少听到，也没有标准，更不是大多数胆囊疾病的标准术式。

胆囊疾病如胆囊炎、胆结石、胆囊息肉以及胆囊肿瘤的标准术式是胆囊全切除术（通常就称胆囊切除术），如果留下一个小胆囊那是手术失误，会导致术后胆囊残株炎、结石复发等后遗症，但是有些特殊情况下，胆囊切除术不能完成，或当时患者的情况不允许医生冒风险去完成，比如有些发作后数天的急性胆囊炎，局部充血水肿严重，解剖层次不清，这时候如果要勉强去剥离胆囊就可能发生大出血，还可能损伤临近结构，这时，明智的做法就是切开胆囊，在直视下将胆囊从肝附着处剥离，直至胆囊管处，切除附着在肝表面的胆囊后壁之外的胆囊。这样的手术既出血少，又不会损伤临近结构，同时又节约手术时间，还不会遗留不良后果。这种保留部分胆囊后壁的手术就是最常见的一种胆囊大部切除术。有时，还会因为其他紧急或困难的状况，可能不得不留下胆囊一部分，如急症手术时有时因为解剖不清，为了手术安全，可能会留下较长的胆囊管甚至部分胆囊颈。这种术式在术后常遗留不良后果，但在当时可能是不得已而为之。

（陈雨强）

"T"管拔出后半个月胆总管扩张是何原因？如何治疗？

有些胆道手术后需要放置"T"管，如做胆囊切除术时同时发现胆总管内有结石；更多情况下是在急性胆管炎行胆总管切开减压排出脓液和结石后，为了继续引流脓液和胆汁，以便切开的胆总管壁愈合，以及防止发生胆总管狭窄，通常会在胆总管内放置"T"管。"T"管目前通常是一定直径的硅胶管，而过去多用的是橡胶类管，橡胶类管由于容易形成管道周围粘连，故通常在术后2周证实胆总管没有残余结石、胆总管通畅的情况下，就可以拔除"T"管；目前的硅胶管形成粘连的时间要长一些，故通常是在术后2~3个月才考虑拔管。拔管前，医生通常会做胆道造影检查来证实胆管中无结石等胆道梗阻因素存在。

成人胆总管直径一般在0.7cm以下，但在胆囊切除术后，因为代偿的原因，胆总管可以略微扩张，一般可以达到0.9~1.2cm，而"T"管拔除后胆总管的直径就要取决于原来疾病、手术时间以及拔管时的胆管直径。如果原来胆总管非常粗，比如我们有时候就看到有的患者胆总管像小肠一样粗，这类患者胆总管恢复到正常直径的时间就很长。当然，如果是术后两周拔管与2个月后拔管时的胆总管直径肯定也不一样。拔管时的胆总管直径更有价值，如果你拔管时直径也差不多是1.5cm，那半月后是1.5cm就十分正常；但如果当时只有0.7cm，现在1.5cm就一定是有问题吗？那也不尽然。最重要的是取决于临床表现。如果患者这时还有严重的腹痛，特别是伴有发热或黄疸时，要考虑出现并发症的可能。如果只是偶尔腹痛，且多在进食大量油腻食物时才发作，而影像学检查如B超、CT等除了见到胆总管扩张1.5cm外，并无其他异常发现，就要多考虑是功能性原因，这种腹痛通过饮食控制和补充一些利胆、解痉、助消化药物，多能逐渐缓解。

（黄　陈）

如果胆上的结石很大了，而且肝上也有，用什么方法治疗最好？

胆结石根据所在部位分成胆囊结石、肝内胆管结石、肝（胆）总管结石，其中肝内胆管结石也称为肝结石。

肝内胆管结石的治疗比较困难，但并不是所有肝内胆管结石都需要治疗。有的患者肝内结石多年，但除了偶尔有一点轻微不适外，没有其他任何症状，这种肝内胆管结石不需要特别治疗，只需观察随访。有症状的肝内胆管结石，特别是反复发生胆道感染者，应该积极治疗。对于发生在左肝的有症状的严重肝内胆管结石，可以切除包括结石和病变胆管在内的左肝，常能使疾病得到痊愈。位于右肝的有症状的肝内胆管结石则需根据具体情况而定，但总的来说治疗效果差，可以选择的手术包括经皮经肝胆道镜肝内胆管取石、肝切开取石、肝部分切除、肝叶切除、胆肠吻合术，甚至肝移植术。

（陈雨强）

如何治疗老年人的胆结石？

随着现代医学技术的发展，特别是麻醉、复苏、围手术期监护的进步，老年人不再成为手术的一个禁忌证。40岁的人患胆结石可以手术治疗，90岁的人患了胆结石同样可以手术治疗。当然，老年人心肺功能的储备远不如青壮年，耐受大手术的能力也就不如青壮年，因此，应该尽量避免进行大手术，如一些针对肝结石的手术。对于胆囊结石，如果是新发生的，预期寿命在10年以内的，可行保守治疗。有疼痛可以给予解痉镇痛药，有发热等表现时给予抗生素治疗。相反，如果结石已经存在很多年，又发作频繁，建议还是趁早进行确定性治疗。

（陈雨强）

如何治疗肝硬化患者的胆石症？

肝硬化时常合并脾功能亢进，造成慢性溶血，胆红素释放过量，非结合胆红素增多，导致胆色素结石形成增多。此外肝硬化患者肝细胞产生胆汁酸减少，使胆汁中胆盐减少，胆固醇相对增多，还易形成胆固醇结石。肝脏代谢功能尤其是激素调节和神经介质的异常，使胆囊收缩和排空功能障碍是肝硬化患者易形成结石的另一重要原因。有统计表明，肝硬化患者的胆石症发生率是无肝硬化患者的两倍。

肝硬化患者进行胆道手术时，肝门区静脉曲张，存在大量静脉侧支循环，解剖时极易出血，加上肝硬化时凝血因子缺乏，凝血功能差，术中常易造成难以控制的大出血。有报道显示，肝硬化患者行腹部手术的死亡率按Child A、B、C级分别为10%、30%与82%，并发症的发生率则分别为12.5%、42.9%、100%，所以对肝硬化合并胆石症患者的手术适应证应比非肝硬化患者掌握更加严格，择期手术肝功能要求达到Child A、B级。Child C级患者仅有急诊手术指征。急诊情况下应全面了解患者肝功能情况，争取尽力改善患者的肝功能，必要时输注人血白蛋白、维生素K等。肝功能分级Child C级的患者应改善为B级后再手术，以防术后肝功能衰竭。腹腔镜手术在轻、中度肝硬化患者的胆石症治疗中是安全可行的，能发挥其微创优越性。晚期肝硬化肝功能严重失代偿期患者不能耐受任何手术，合并胆道疾患经非手术治疗效果差时，肝移植术可能是唯一能够挽救患者生命的有效手段。

（陈雨强）

如何治疗肾移植患者的胆石症？

随着医学的发展，越来越多的终末期肾病患者经肾移植术后获得长期生存，肾移植术后发生胆石症的患者也越来越多。肾移植患者术后胆囊结石发生率高达20%，远高于自然人群胆结石 6.6% 的患病率。肾移植术后患者发生胆囊结石被认为与下列因素有关：①长期服用免疫抑制剂及糖皮质激素类药物，可致机体代谢紊乱，血中胆固醇升高，易形成结石。②有一些学者发现肾移植术后发生胆囊结石与体重的减少及术后禁食时间有关。

肾移植术后长期使用免疫抑制剂，机体免疫力低下，合并症较多，增加了外科手术治疗的难度。肾移植术后胆石症患者手术前后应处理好各种合并症，提高手术安全性。高血压和糖尿病是肾移植术后常见的并发症，患者在手术前要求进行降压降血糖处理。术中麻醉用药、术前及术后选用的抗生素应尽量无肝肾毒性或对肝肾毒性作用小，术后尽早恢复使用常规免疫抑制剂。对于肾移植术后有并发症的胆囊结石，如并发急性胆囊炎、胆源性胰腺炎或合并胆总管结石、肝内胆管结石等应及时采取胆囊切除和相应的胆道手术治疗已无异议，但是，对于肾移植术后无症状的胆囊结石患者是否采用预防性胆囊切除术，目前仍有争议。多数医生认为无症状胆囊结石患者并发严重并发症的危险在肾移植患者并不明显增高，故不建议做预防性胆囊切除。但也有人认为，由于肾移植术后患者长期使用免疫抑制剂，免疫力低下，一旦急性胆囊炎或胆管炎发作，将增加患者死亡及移植物丧失功能的危险性，应行预防性的胆囊切除术。在目前缺乏大组资料科学结论的情况下，作者认为肾移植患者的无症状胆石症是否需要手术应因人而异，要结合患者年龄、移植肾的年龄与功能状况、胆石症的具体情况、其他合并症的情况等综合决定。

（陈雨强）

胆囊切除术后患者为何会一直腹泻？如何处理？

胆汁是含脂食物消化吸收必需的物质，胆汁由肝脏分泌，平时储存在胆囊内，进食后当食物进入十二指肠后可刺激释放胆囊收缩素，后者使胆囊收缩、Oddi括约肌舒张，胆囊内的胆汁经过胆总管排入十二指肠，从而帮助消化吸收。胆囊切除后，没有了胆囊储存胆汁，胆汁只是不断地少量地排入肠道，当一次性进食大量食物，特别是含脂量高的食物，就不易被消化吸收，这些没有被吸收的含脂食物沿肠道下行，到了小肠后段和大肠中产生刺激，并吸收大量水分，可以产生腹泻如脂样泻，甚至水样泻。

如果是手术后不久有上述表现，那基本是一种正常的现象。这种情况一般在3~6个月内随着人本身的代偿功能增加而逐渐好转，直至完全恢复。在此期间，为了避免上述情况出现，患者应该控制饮食，少吃高脂、辛辣、生冷等刺激性食物，不要暴饮暴食，还可以补充一些消化酶和调节肠道功能的药物，特别是在进食较多、较油时，如含较高脂肪酶的制剂复方阿嗪米特和复方胰酶片等药物。如果是术后很久还有上述表现，就要考虑有其他问题了，如是否出现肠道、胆道和胰腺的新问题，包括慢性肠炎、肠结核、克罗恩病、肠道肿瘤、慢性胰腺炎等，应该根据具体情况开展相应的检查，找到病因后进行对症处理。如果还是不能找到明显的病因，就要考虑为功能性紊乱，包括功能性胆道紊乱与肠道紊乱，行对症治疗：饮食控制和补充消化酶与调节肠道功能。好在出现这种难治性、持续性胆肠功能紊乱的病例数很少。

（陈雨强）

胆源性胰腺炎患者做了腹腔镜手术切除胆结石，胰腺炎是否能痊愈？

胆源性胰腺炎是因胆道疾病诱发的胰腺炎。据统计，在国内发生的胰腺炎中约60%~70%是胆源性胰腺炎，其中绝大多数是胆石性胰腺炎。目前认为，胆囊结石进入胆总管并进而迁移进入十二指肠的过程可以诱发急性胆石性胰腺炎的发生，即所谓的"胆石滑动学说"。所以，及时切除胆囊及其内的胆囊结石是防止急性胆源性胰腺炎发生的一个重要举措。同时，对曾经有过急性胆源性胰腺炎发作的患者，术前和术中需要进一步检查是否存在肝外胆管系统的结石，具体措施包括术前各种影像学检查、术前ERCP检查、术中经胆囊管胆道造影等，对于存在胆管炎、黄疸、肝外胆管系统结石或有胆总管扩张时，需立即采用内镜下取石治疗或在行胆囊切除的同时行胆总管切开探查术。2005年英国急性胰腺炎诊治指南中，要求对所有胆源性胰腺炎患者在住院期间应给予胆石症确定性治疗，即要完成胆囊切除（可以腹腔镜下手术或开腹手术）和胆道取石，或制定出明确治疗计划以保证出院后两周内给予确定性治疗。

胆囊切除后，大多数胆源性胰腺炎可获得痊愈，但正如上述，如果遗留胆管结石，或胆管内结石复发，或者存在胆道下端狭窄，甚至有些具有括约肌紊乱综合征的患者都会因为妨碍胆胰液流出通道而再发胆源性胰腺炎。

胆源性胰腺炎的发生除了与胆囊结石、肝内外胆管结石的迁移有关外，还包括一些其他比较少见的病因，如胆汁淤积、胆固醇结晶、胆道感染、内镜胰胆管造影术及内镜下括约肌切开术、外科手术、解剖学因素等。另外，胆道蛔虫病、肝癌合并胆道出血、先天性胆总管囊肿、乳头旁憩室、十二指肠旁索带、壶腹癌等致急性胰腺炎也有报道。对这部分患者，单纯的胆囊切除术不一定能获得满意效果。

（江 弢）

孕妇患胆石症如何治疗？

在各年龄段人群中，女性胆结石患病率都是男性的2倍，孕期激素水平的改变使孕妇发生胆结石的危险更高。产次越多和孕育时间越长都增加胆结石发生率，同样怀孕频率和次数也是胆结石形成的危险因素。值得注意的是，胆囊炎胆结石是产妇产后1年内最常见的非产科住院原因，急性胆囊炎是孕妇仅次于急性阑尾炎，排在第二位需要急症手术的非产科原因。

从怀孕的第1阶段到第3阶段，胆囊胆汁中的胆固醇浓度逐步升高，伴随着胆泥（胆结石前体）和胆结石发生率也进行性升高，尽管其中大多数孕妇可能并无症状，但仍有1%~3%的孕妇因为临床症状或并发症而需要行胆囊切除术。

对于无症状的胆泥和胆结石孕妇，通常予以观察，而有症状的孕妇应该治疗，但首先要区分是真正的胆绞痛还是非特异性腹部不适，因为如果是其他腹部原因引起的腹部不适，切除了胆囊，症状仍将持续存在。许多影像学方法如超声波、CT等检查能发现胆囊和胆管中的胆泥和结石，但仍需判断胆结石是否为发生症状的原因以免治疗错误。

无并发症的初次发作的单纯胆绞痛可以通过静脉补液和止痛药控制。有过一次单纯胆绞痛发作的孕妇将来疼痛复发和产生更严重的并发症的风险轻度增加，但也有大约1/3的孕妇未来不会发作，因此，这样的孕妇仍适合于观察。孕妇的复发性或并发症性胆石症通常建议手术治疗。择期腹腔镜下胆囊切除术是有症状胆囊结石首选的手术，ERCP+括约肌切开取石则是胆总管结石首选治疗方法。原则上孕期不宜口服溶石药物。有人研究了63例有症状的胆结石住院孕妇，10例手术，53例内科治疗，前者无死亡、早产或住ICU，后者有20例（38%）症状复发，8例需要引产来控制胆绞痛，2例早产，因此认为孕期手术治疗胆结石安全，且能减少引产率和早产率。

手术时机是需要仔细考虑的问题。腹腔镜手术在孕早期对胎儿发育的影响不明，孕后期因为子宫巨大使得手术困难，因此孕中期是胆囊切除术最理想的手术时机。在这个时期行腹腔镜胆囊切除术安全，且对胎儿影响微小。如果孕妇患急性胆囊炎或其他更严重的胆道并发症，且非手术治疗无效，不论处在怀孕的哪个阶段都应及时手术以挽救孕妇生命。如果孕妇全身情况差不能耐受胆囊切除手术，也可以考虑创伤小的经皮穿刺胆囊置管引流来控制感染。

（陈雨强）

小儿得了胆结石怎么办？

小儿胆结石十分少见，其发病原因有先天和后天两类。先天性胆囊发育异常或先天性胆道系统发育异常造成肝内、肝外胆管狭窄或扩张，胆汁长期淤积、浓缩，细菌容易繁殖，促使胆汁成分改变而形成结石。后天因素与溶血性疾病、寄生虫感染、胆汁淤积、回结肠疾病、静脉高营养治疗、利尿剂应用以及与禁食、高脂蛋白饮食等因素有关。

小儿胆结石诊断上应与胃痉挛、肠梗阻、胆道蛔虫症相鉴别。对于怀疑为胆结石的患儿，应及时进行B超检查，多能确诊。

治疗方面，小儿胆石症无症状者且小儿过小时，可动态观察，每6个月B超检查1次；一旦有症状出现如胆绞痛发作，或者有并发症如急性胆囊炎、胆管炎等发生，即应尽早手术治疗。

小儿胆结石重在预防，预防工作要从小做起，使孩子养成科学的生活习惯。首先，家长要教育孩子饭前便后要洗澡手，不吃生冷和不干净的食物，以防寄生虫感染，发现有肠道蛔虫症者，要及时彻底地进行驱虫治疗。其次要倡导孩子多活动，少静坐，不过量进食动物性脂肪和糖类，鼓励孩子多吃水果、新鲜蔬菜和粗粮。

（孙　晶）

无症状的胆结石患者需要治疗吗？

据统计，大约半数的胆囊结石患者没有症状，或只有饱胀、嗳气、消化不良等轻微症状。他们只是体检做B超或因为其他原因进行影像学检查时被偶然发现。对于这样的胆囊结石是不是需要治疗，历来有不同意见。主张不治疗者是基于有相当一部分无症状胆囊结石患者可以终身无症状，显然这种胆结石对患者的生活没有任何影响。然而，也有很多医生主张对无症状的胆囊结石也应该治疗，其理由主要有以下两点。

（1）无症状的胆囊结石患者在未来有半数会出现症状，其中大多数以胆绞痛为主，但也有大约1/10的患者会以胆囊结石的并发症如急性胆囊炎、急性胆管炎、急性胰腺炎出现为主，这些并发症给胆囊结石患者的生命安全带来了很大的威胁。

（2）长期胆结石的刺激有可能导致胆囊癌变，有人甚至认为慢性胆囊炎、胆囊结石就是胆囊癌的癌前病变。

基于以上两个原因，不能因为胆囊结石没有症状就认为可以不闻不问让它去，要警惕它的潜在危害。对于那些年纪较轻、胆囊功能良好、结石较少、结石较小的患者，可以暂予观察，定期检查B超了解胆结石和胆囊的病变情况，也可以给予口服一些溶石利胆药物，如熊去氧胆酸、胆宁片等，有可能使一些小结石消除。对于胆囊结石大于2.5cm，胆囊内充满结石，结石存在多年，特别是胆囊已经萎缩者应该尽早手术切除胆囊以消除隐患。

（朱　麟）

激光碎石是怎么回事？

激光碎石法是利用高功率密度的激光在结石中产生的辐射压、电致伸缩、冲击波、介质击穿等机械作用来粉碎结石的一种新方法，主要适用于肝内及胆总管内结石。其原理简单来说就是激光在结石表面形成了一个极高能量的区域，并产生机械性冲击波将结石震碎，而激光的热分解则起到了辅助作用。激光碎石法的一般过程也比较简单：首先将胆道镜由"T"管窦道插入结石部位，然后经胆道镜引入石英光导纤维，对准结石发射脉冲激光，结石吸收了激光能量之后产生冲击波，从而将结石震碎。

激光碎石过程中会产生大量气泡、胆泥与胆管壁炎性絮状物，严重影响手术者的视野清晰度和治疗效果，因此必须持续快速地向胆管内灌注生理盐水降温，同时适当调整两次发射激光的间隔时间，以避免激光热效应灼伤周围肝胆组织。光纤照射方向应对准结石中心，避免置于结石与胆管壁之间，防止误伤胆管壁。

迄今为止，国外已经有很多技术比较成熟的激光碎石机应用于结石病的治疗，国内也有很多家医院进口了外国先进的仪器设备，开展了激光碎石术。根据临床使用情况来看，激光碎石的操作比较简单，患者痛苦也相对较小，碎石效果良好，是难取的胆道残余结石的治疗手段之一。

（宋科瑛）

哪种胆石症适合手术治疗？

胆石症主要分为胆囊结石与胆管结石，后者又分为肝内与肝外胆管结石。下面给予分别叙述。

胆囊结石多数需要手术切除胆囊，少数较小（1.5cm以下）、较少（3枚以下）且胆囊炎症轻微、胆囊功能良好的胆囊结石患者可以给予口服溶石药物治疗；震波碎石治疗作用有限，不良反应颇多，一般不被一些医院用于胆囊结石的治疗。除此之外，胆囊结石均应手术治疗，特别是出现以下情况，更应及时手术：胆囊结石反复发作，引起临床症状；嵌顿在胆囊颈部或胆囊管处的胆囊结石可导致急性胆囊炎或胆囊坏疽、穿孔；慢性胆囊炎可使胆囊萎缩，胆囊无功能，长期炎症刺激还可导致胆囊癌；结石充满胆囊，虽无明显临床症状，实际上胆囊已无功能，却又是一个慢性感染源。

肝外胆管结石多数会引起症状，包括腹痛、黄疸、发热等，因此，肝外胆管结石一般都需要积极治疗。少数较小的结石，可以通过服用利胆排石药物排出体外，但服用排石药物有引发严重并发症如急性胆管炎和急性胰腺炎的风险，因此必须在医生指导下服用。位于胆总管下端的结石可以通过内镜取石，而位置较高的胆管结石可能就需要手术切开胆总管取石了。肝外胆管结石合并急性胆管炎时，多数可以通过先从十二指肠镜放置鼻胆管引流，度过急性期后再择期手术或内镜下切开括约肌取石；合并急性重症胆管炎时则常需急诊手术切开胆总管引流和取石。

肝内胆管结石多数没有症状，或只有轻微不适。对于无症状的肝内胆管结石可以不治疗，但需密切观察，定期行B超或CT检查，了解病变有没有进展。有症状的肝内胆管结石应该给予积极治疗，通常选择手术治疗，包括切开胆管取石、切开胆管整形、胆肠吻合等。对于病变局限在左外侧肝者，可以通过切除左半肝或左肝外侧叶而获得治愈。

（朱　麟）

哪些胆石症适合非手术治疗？

胆石症非手术治疗是指除手术治疗以外的所有疗法，主要有溶石、碎石和排石三个方面。选择非手术疗法要依据患者有没有症状，症状的严重程度，结石的部位、大小、数量，胆囊的功能状态以及患者的全身状况等方面进行综合分析后做出决定。一般来说，以下几类患者适合非手术治疗。

（1）无症状的胆石症，一般是意外发现（如体检或因其他疾病做检查时）的胆囊结石患者，从未发生过胆绞痛，平时也没有什么症状。这类患者一般不主张做预防性胆囊切除术，可根据情况采取非手术治疗。

（2）自患胆囊结石以来，曾有过轻微不适或消化道症状（如胃肠胀气、消化不良），自以为"胃病"而服过药物，从无严重发作，或偶有发作也仅是轻微胀痛者，这类患者可对症治疗缓解消化不良、食欲不振等症状，也可考虑采用非手术治疗。

（3）反复发作的胆绞痛及急性胆囊炎，历时数年，每次发作持续数天或半月，每次补液或对症治疗而缓解，这类患者如症状较轻，发作不频，缓解期（间歇期）长，可采用非手术治疗。当然选择手术治疗也未尝不可。

（4）患者伴有其他严重疾病（如高血压、糖尿病、心血管疾病等），身体承受手术有危险者。

（5）对非手术治疗有效，症状能迅速减轻者，多倾向于继续采用非手术治疗。

（6）虽有手术指征，但患者和家属恐惧手术或由于其他原因不愿手术者。

非手术疗法治疗胆囊炎、胆石症有其根本缺点，即疾病原因未消除，作为形成结石的原因和部位的胆囊还存在，结石未取净，因此有很高的复发率。有些患者经药物治疗后，表面上有所好转，实际上效果不大，病情仍然发展，甚至发生一系列并发症如胆囊坏死、穿孔、胆石性胰腺炎，治疗反而越来越被动。

（张　放　于　亮）

胆道残余结石该如何治疗？

胆道系统可以理解为"胆树"，胆总管和肝总管为树干，入肝后即分为左右肝管两个树权，后者进一步分叉，越分越细，直至广泛分布于整个肝脏。

在胆囊切除或胆道取石手术以后，胆道里又发现未取干净的"漏网"结石，这种手术后遗留在胆道内的结石称为残余结石。在我国，术后发生胆道内残余结石的情况比较常见，尤其肝内胆管结石，其术后残余结石的发生率可高达30%以上。一般人都认为在做胆囊切除和胆道取石手术时应该把胆道结石"一网打尽"，一个不留，但事情并非这样简单，这是因为：①在急症情况下做手术时，由于病情危重不允许做彻底的探查和长时间的取石手术。②复杂的肝内胆管结石，因结石位于Ⅱ级肝管以上，手术器械难以取尽。③术前诊断不清。由于术前或术中未做胆道造影，或胆道造影呈假阴性，如造影剂太浓、结石浮动、胆管充盈不全、胆管重叠等，使术者对结石的部位、大小和多少心中无数。④结石嵌顿在肝内胆管，或胆管有狭窄，使结石难以取净。

纤维胆道镜可以利用胆道手术后各种胆道引流窦道或预置通道"钻入"患者的肝脏里面，对肝内、外胆管看得清清楚楚，一旦发现哪儿还有残石，就可以通过胆道镜插入网篮，将残石套住并取出结石。此外，还可用镜中镜+钬激光微创手术治疗难治性结石，将位置隐匿或难以取出的结石用钬激光击碎之后再通过胆道镜取出，手术时间更短，创伤更小，结石清除更彻底。

（丁尔讯）

什么是内镜下鼻胆管引流？常用于什么情况下？

内镜下鼻胆管引流术（ENBD）是指经十二指肠镜将塑料导管一端插入至梗阻以上的胆道内，导管的另一端沿十二指肠、胃、食道、咽喉从鼻腔内引出体外。该方法是一种较安全有效的内镜非手术胆道外引流方法，创伤小，对全身影响小，导管拔出方便，可以反复治疗，所以，很快被世界各国内镜医生广泛所采用。目前，主要用于下列情况。

（1）阻塞性黄疸患者的术前减黄引流　阻塞性黄疸患者肝功能和全身情况多比较差，这时候接受手术可能出现肝功能衰竭、凝血功能障碍而危及生命，而术前进行鼻胆管引流后，等黄疸消退，肝功能和全身情况改善后，择期手术，这样可以显著减少术后并发症的发生，提高治疗效果。

（2）内窥镜乳头切开术后　内窥镜乳头切开术后不管结石是否取出都要放置鼻胆管，结石没有取出的话，放置鼻胆管预防胆石嵌顿；结石如果取出的话，为了观察有无出血、感染、穿孔等并发症，需要放置鼻胆管数天。

（3）急性梗阻性化脓性胆管炎　急诊置入鼻胆管引流胆道，使感染很快得到控制，从而可以择期进行胆道结石的手术，这样更安全，也不容易发生结石残留，日后在手术时切开胆道后也不用放置"T"管，免除了"T"管带来的不便。

（4）胆外瘘的治疗　通过鼻胆管引流胆汁可减少外漏的胆汁，加快愈合。

（5）胆石症的冲洗及溶石治疗　适用于需要短期留置外引流导管者。

（张　放　于　亮）

胆囊切除术后一般放置什么引流管？如何拔除？

胆囊结石、慢性胆囊炎患者在非急性期手术一般可放或不放腹腔引流管，这主要取决于术中医生判断术后有没有渗漏危险。为了手术时更清楚地暴露胆囊，还常在术中放置胃管，这种胃管一般在术毕就会拔除。

急性胆囊炎患者行胆囊切除术后大多需放置胃管和留置导尿管，如行单纯胆囊切除术，术后需放置腹腔引流管。如行胆总管探查或取石术，则还需放置"T"管。麻醉时效过后即可拔除留置导尿；肠鸣音恢复后即可拔除胃管；术后观察腹腔引流管无活动性出血、胆瘘及腹腔感染后即可拔除。"T"管须待术后2周~2个月，行"T"管造影明确胆总管下段通畅、胆道内无残余结石后方可拔除。目前多数"T"型管为硅胶管，因为不容易形成窦道，故通常在术后2个月才考虑拔管。

（孙　晶）

胆道术后的引流管该如何观察？

胆道手术后常用的引流管有腹腔引流管和胆道引流管两种，其用处和所要观察的内容各不相同。

腹腔引流管常用在急诊和亚急诊和一些复杂的胆道手术中，放置的目的为观察性和治疗性，以观察为目的的引流管主要是用来观察手术后是否有出血或胆漏等并发症，因此术后应该注意观察引流管是否通畅、引流液中是否有血液或胆汁等异常液体，如果有的话要注意这些体液的量的变化情况，如果血液越来越多的话则很可能为术后出血，要积极治疗，如果胆汁越来越多的话，要结合患者有没有腹膜炎的表现，如果没有腹膜炎的表现，说明胆漏得到充分的引流，这样可以继续观察。这些观察性的引流管如果2~3天后没有异常引流液的话则可以较早地拔除。治疗性引流管一般用于引流渗液，包括炎性渗出、脓液、血液甚至是胆汁，因此观察时要注意这些液体的性质和数量的变化，拔除引流管则要等到这些引流液明显减少或者消失后才行。

胆道引流管一般使用"T"型管，观察的内容也是引流液的质和量，胆总管探查、引流术后"T"管引流的胆汁约300ml/天，如胆汁量减少，可能的原因有：胆管远端通畅，肠蠕动恢复良好；胆管被结石堵塞或导管脱出，胆汁漏入腹腔或胆管损伤，造成胆汁漏；导管扭曲、折叠。随着肠蠕动的恢复，胆汁量减少而无胆漏是良好的征兆。胆汁量过多，多提示胆道下端不通，表明有结石残留或胆道下端狭窄，但如果尽管引流量很大，但性状提示其中夹杂肠液时，则可能为十二指肠液的反流，并无大碍。严密观察引流量的变化很有临床价值，引流量突然减少时应及时查明原因。如果腹腔引流管胆汁增多或有腹痛、发热，提示胆漏、胆汁性腹膜炎的存在。正常的胆汁为金黄色，红色或血样的胆汁提示胆道出血，白色胆汁表示胆道梗阻，肝功能不良时若胆汁颜色逐渐加深，转为金黄色，提示肝功能逐渐恢复。正常的胆汁无臭味，有腥味，如有粪臭味，高度警惕厌氧菌感染。观察胆汁同时要看胆汁内有无泥沙或结石以及有无脓液。

（张　放）

胆道手术常用什么切口？它们的优缺点如何？

　　胆道手术的切口选择十分重要。胆道位于腹腔深部，解剖比较复杂，肝门处的血管和胆管又常存在变异，所以为使手术视野显露良好，手术方便、安全和顺利，术前必须选择好手术的切口。

　　要了解胆道手术的切口首先要了解胆道的大致位置，胆道位于腹部的右上部分，就在肝脏的下方，被肝叶覆盖，因此大部分人的胆道系统都在肋弓里，所以肝胆管外科手术时的最佳显露位置是在右侧的肋缘下切长斜切口，一般从剑突一直延展到腰部，此切口若配合大型的肋缘牵开器，可以充分显露肝门的左、右侧，便于探查肝脏的左、右叶，当需要时亦便于对左、右侧肝内胆管同时进行处理。在肝内胆管结石及并发相关的疾病时，肝内的病变有时甚为复杂，可遍及肝脏的两侧和累及肝门处左、右肝管，有时常需要进行复杂的联合手术，故需要有一个广泛的显露良好的手术切口。肋缘下切口的位置较高，故较少发生手术后粘连性肠梗阻并发症，另外张力较小，切口裂开的发生率因而较低。此切口要切断较多的肌肉，引起切口疝的机会会变得比较大，另外通过此切口进行中下腹的操作会非常困难，因为难以向下延长。如果手术范围较大或者不确定的话，应该选择右上腹经腹直肌、旁正中以及正中切口，这些纵向的切口可以方便上下延长，但是对于胆道附近的暴露就没有肋缘下切口那么好了，如何选择切口这要根据具体的病情来决定。

近年来随着腹腔镜技术的长足发展，大部分的胆囊和胆道手术都能通过腹腔镜完成，而腹腔镜的切口一般为4个穿刺孔，1cm和0.5cm的各两个，可以做到创伤小、手术范围大。

胆道手术切口的选择亦常受原有切口的影响。在一般的再次手术患者中，如果没有特殊原因，再手术切口多是原来的手术瘢痕，以减少对腹壁结构的破坏和避免造成腹壁上瘢痕交错的不美观的形象。原切口瘢痕一般并不影响再次手术时切口的愈合。

（张　放）

胆囊炎、胆石症合并急性胰腺炎时该如何治疗？

胆结石与胰腺炎之间的关系非常密切。有人进行统计，胰腺炎患者约有60%以上合并胆结石。因为胆管和胰管共同开口于Vater壶腹，当胆结石所致的水肿、Oddi括约肌痉挛或结石本身阻塞胆管和胰管公共开口处，或直接阻塞胰管开口时，由于胰管内压力增高，胰腺细胞中酶原颗粒集聚，并与溶酶体颗粒融合，溶酶体颗粒中的水解酶激活酶原，特别是胰蛋白酶原，使成为消化作用很强的胰蛋白酶，从而引起胰腺炎。胰腺所分泌的胰液也可逆流入胆道系统并发胆管病变。同时，还可能有细菌侵入这些不健康的组织造成感染。这些胆结石引发的胰腺炎称为胆石性胰腺炎，它属于胆源性胰腺炎的一种，易复发，一般复发率为30%~60%，并且多次发作。

胰腺炎合并胆结石时，原则上应该做胆囊结石手术以减少胰腺炎复发的可能，问题是何时是最佳手术时机。由于急性胰腺炎发生的早期，患者的急性炎症反应很严重，一般情况比较差，这时候手术会加重炎症反应，增加死亡率，此时非手术治疗是最佳选择，待疾病的急性期过去，身体情况充分改善后就可以进行胆结石的手术了。急性胰腺炎过程中如果胆囊发生化脓、坏疽、穿孔甚至引发化脓性胆管炎时，很可能引起严重的感染，随时直接危及生命，那么就应该随时行急诊手术治疗。手术中除了切除胆囊外最好做通畅的胆道引流，同时做腹腔和胰腺周围的引流，但是如果患者情况很差，不能耐受长时间和复杂手术的话，简单的胆囊和胆道引流是合适并且有效的。现在随着内镜技术的发展，可以用ERCP技术通过十二指肠镜进行胆道置管引流，甚至做Oddi括约肌切开取石，以较少的创伤获得较好的疗效。现在这种技术正在越来越广泛地使用，是合并急性胰腺炎的胆囊炎、胆石症患者处理胆囊炎、胆结石的好选择。

（张　放）

中成药在胆石症治疗中起什么作用？

中医认为肝胆共同司疏泄之职，若肝气郁滞，过食肥甘，外邪内侵，均可阻碍气机，影响肝气疏泄和胆气通降功能，导致胆汁淤积，湿热内蕴，煎熬日久，沉积而结为砂石。因此，中医治疗原则为疏肝利胆，通里攻下，清热利湿。近年来，按照中医理论，已研制成功许多疗效确切的治疗胆石症中成药。表5-1列出的是其中较常用的6种以及它们的主要成分和主要功能。

表5-1　治疗胆石症中成药的主要成分及功能

中成药	主要成分	功能
胆宁片	大黄、虎杖、青皮、陈皮等	疏肝利胆，清热通下
胆石通胶囊	茵陈、黄芩、广金钱草、溪黄草、柴胡、枳壳等	利胆排石，清热消炎，退黄祛湿
胆益宁	猪胆汁、梅根等	利胆，排石，消炎，止痛
利胆排石片	金钱草、茵陈、黄芩、木香、郁金、大黄、槟榔、枳实、芒硝、厚朴等	清热利湿，利胆排石
金胆片	龙胆草、金钱草、虎杖、猪胆膏	消炎利胆
胆通宁	金钱草、柴胡、滑石、莪术、郁金等	疏肝利胆

中成药一方面主要通过增加胆汁的分泌量，从而疏通胆道；另一方面，

松弛胆道括约肌，排出结石，从而解除梗阻，起到"通则不痛"的效果。

　　一般来说，对于胆石症急性发作，特别是急性胆囊炎、急性胆管炎时，常用的一些口服中成药起不到及时缓解症状的作用，而当急性炎症缓解后，中成药制剂在维持胆石症稳定、减少再发作方面有明显作用；很多中成药还能改善胆石症引起的消化功能紊乱。对于大多数有轻微症状的胆石症患者，许多中成药除了具有缓解疼痛等不适外，还具有溶石、排石作用，相比于西药如熊去氧胆酸只具溶石作用，显然更实用，且很少有西药的不良反应。因此，在中国，中成药制剂被广泛用于胆石症的治疗与预防。

（宋科瑛）

胆结石诱发胆囊癌后如何治疗？

　　胆囊结石并发胆囊癌的几率约为0.5%~1%，随着年龄增长，胆结石患者的胆囊癌发病率逐渐增高。胆囊结石大于1cm者，癌变几率增高，胆囊结石直径大于3cm比直径在1cm以下者，其患胆囊癌的风险增大10倍。约40%~80%的胆囊癌伴有胆结石。一般认为胆囊癌的发生与胆囊结石对胆囊黏膜的长期刺激有关，胆囊癌与胆结石并存的患者中，多数胆结石发生在癌肿之前。

　　胆囊癌的治疗效果很差，因而对高危人群的定期随访和及时处理癌前病变是应采取的积极态度。对于已经发生癌变的胆囊，应根据不同的病期及病灶部位做出不同处理。

　　（1）隐匿性胆囊癌的根治性手术原则：隐匿性胆囊癌是指术前、术中均未得出诊断，而在因"良性"疾病行胆囊切除术后由病理切片确诊为胆囊癌者。由于是在术后确诊，所以面临的问题为是否需要再次行根治手术。若术后病理切片发现癌肿仅侵犯至黏膜层或肌层，单纯行完整胆囊切除术已达根治目的，可不必行第二次根治性手术。由于胆囊癌的淋巴转移首先累及胆囊三角及沿胆总管分布之淋巴结，故位于胆囊颈，尤其是胆囊管的癌肿，由于位置邻近胆囊三角，较早发生上述淋巴结转移，术后复发率也显著高于胆囊体底部癌肿组，因此，无论其侵犯至胆囊壁的哪一层，均应再次行肝十二指肠韧带周围淋巴结清扫术。对于浸润深度超过肌层、切缘阳性及胆囊三角淋巴结活检阳性的隐匿性胆囊癌也均应行第二次根治手术。

（2）胆囊癌的根治手术：由于胆囊癌患者就诊时往往已不是早期，能获根治性切除的胆囊癌只占23%左右。近年来，由于胆囊癌根治性手术的开展，术后5年生存率已有显著的提高。根治术的范围主要包括胆囊切除、肝部分切除和淋巴结清扫。肝脏切除范围一般在胆囊床周围3cm左右。淋巴结清扫根据其汇流途径和转移情况而定，一般清扫至转移淋巴结的下一站淋巴结。早期胆囊癌只要切除胆囊淋巴结，但大多数可切除的胆囊癌应清扫肝十二指肠韧带的淋巴结，必要时还应清扫胰十二指肠上、胰头后淋巴结。

（3）晚期胆囊癌的姑息性手术：对于无法根治的晚期胆囊癌患者，手术原则为减轻痛苦、提高生活质量。晚期胆囊癌较突出的问题是由于癌肿侵犯胆道系统所导致的阻塞性黄疸。手术应尽量考虑做内引流，但由于局部癌肿浸润往往较深，尤其是伴有肝门部浸润者，胆肠内引流术常不易进行，对此类患者，可行架桥内引流术。对于全身情况极差的患者，也可行置管外引流术。

（4）放疗和化疗：放疗仅作为一种辅助手段应用于手术后，或用于已无法手术切除的患者。Todoroki报告胆囊癌病灶切除加放疗的3年存活率为10.1%，而未加放疗者为0。胆囊癌对各种化疗药物均不敏感，很难观察其疗效，多用于术后辅助治疗。常用的药物有阿霉素、氟尿嘧啶、丝裂霉素等。

（5）胆囊癌的预后：胆囊癌的5年生存率甚低，约2%~5%；80%以上的患者可死于1年之内。如胆囊癌仅侵及黏膜和黏膜下层，行胆囊切除术的预后较好，有人报道此组患者5年生存率可达40%~64%，故预后好坏关键在于早期诊断，早期治疗。

（江 弢）

胆结石术后放置"T"管是怎么回事？什么情况下可以拔除"T"管？

胆结石致肝外胆管梗阻者，手术治疗需行胆总管切开探查及取石术，术中如直接缝合胆总管，可能致胆道狭窄，引起胆道感染或胆总管结石复发，故需常规放置形状类似英文字母"T"的"T"管行胆道外引流。"T"管的材质现多为硅胶。手术中多需将"T"管妥善固定，防止受压、扭曲或脱落。术后需观察每日胆汁的量、颜色、性质及有无沉淀物并记录。"T"管引流胆汁量在术后第一天较少，特别是有胆管炎、胆道压力较高者，此后数天胆汁维持在平均每天400~600ml，再以后，随着胆道及肠道功能的恢复，部分胆汁可以自然排入十二指肠，因此"T"管引流量应该逐渐减少。如果术后1周，"T"管引流量仍持续在500ml以上，常表明胆总管下端不通，可能为结石残留或有胆总管下端狭窄或痉挛。

如患者症状消失，胆汁外观正常且流量逐渐减少，术后2周左右，可行"T"管造影以明确胆总管下段通畅、胆道内无残余结石，造影24小时后可夹住"T"管2~3天，仍无症状可予拔管。注意事项：①拔除"T"管前应常规行"T"管造影；②造影后应开放"T"管引流达24小时以上；③硅胶"T"管对周围刺激小，"T"管周围瘘管形成时间长，因此需尽量推迟拔管时间，如按常规时间拔管，有可能造成胆瘘，形成胆汁性腹膜炎，故多主张在术后1~2个月后才拔管；④对长期使用激素、有低蛋白血症及营养不良的患者、老年人或一般情况较差的患者，"T"管周围瘘管形成时间也较长，也应推迟拔管；⑤拔管时忌用暴力，以防止撕裂胆管及瘘管；⑥如造影发现结石残余，则需保留"T"管6周以上，待纤维窦道形成并坚固后，再拔除"T"管，经纤维窦道行纤维胆道镜取石，如非手术疗法不成功，症状反复发作或加重，则需手术治疗。

（孙 晶）

预防保健篇

◆ 如何预防胆结石？

◆ 长期服用熊去氧胆酸胶囊（优思弗）预防结石可行吗？

◆ 降低胆固醇能预防胆结石形成吗？

◆ 胆结石手术后应该吃些什么来调理身体？

◆ 喝咖啡可以预防胆囊结石吗？

◆ ……

如何预防胆结石？

根据胆石症的发病特点我们知道，胆结石的形成与年龄、性别、职业、肥胖、生活习惯、妊娠、肝硬化、糖尿病、高脂血症及胃肠外营养等均有密切的关系，所以要预防胆结石要从多方面着手，全面科学地预防。

胆结石被称为"富贵病"，就是说它与营养过剩有关，要预防这种"富贵病"，就要注意营养适度，特别要注意不食用过多的胆固醇和动物脂肪。所谓适度的营养，就是要对人们的饮食的质和量都加以一定的限制，要求饮食的质量全面地提供各种比例合适的营养物质，而食物的量则以能维持人体正常的生命活动为度。保证摄入足够量的蛋白质。蛋白质是维持我们身体健康所必需的一种营养物质。据研究，蛋白质摄入量的长期不足，与胆色素结石的形成有关。因此，保证饮食中有足够的蛋白质，就会有助于预防胆色素结石的发生。此外，参加适当的体力劳动和体育锻炼，对防止营养过度也有一定的帮助。

有规律地进食（一日三餐）是预防结石的最好方法。未进食时胆囊中充满了胆汁，胆囊黏膜吸收水分使胆汁变浓，此时胆固醇－卵磷脂大泡容易形成，胆汁的黏稠度亦增加，易于形成胆泥。

另外还应注意做到以下几点：①食物以清淡为宜，少食油腻和炸、烤食物。②保持大便畅通。③要改变静坐生活方式，多走动，多运动。④保持心理健康，长期家庭不睦、心情不畅的人可引发或加重此病，要做到心胸宽阔、心情舒畅。

药物预防胆结石一般不被主张，这是因为目前还没有公认的能预防胆结石发生的药物；一些可能具有预防作用的药物，如果长期使用都会产生这样或那样的问题，很可能得不偿失，但对少数胆结石高危人群，特别是对那些手术后有结石复发高度风险的患者，服用一些利胆溶石药物还是很有必要的。

（陈德健）

长期服用熊去氧胆酸胶囊（优思弗）预防结石可行吗？

熊去氧胆酸胶囊（优思弗）为白色结晶粉末，无臭，味苦。几乎不溶于水，易溶于乙醇和冰醋酸，微溶于氯仿，在乙醚中极微溶解。系弱酸，口服后主要由回肠吸收。肝脏摄取低，仅少量药物进入体循环。口服后1小时和3小时分别出现两个血药浓度峰值。熊去氧胆酸的作用不取决于血药浓度而与胆汁中的药物浓度有关。熊去氧胆酸在肝脏与甘氨酸或牛磺酸迅速结合，从胆汁排入小肠，参加肠肝循环。小肠内结合的熊去氧胆酸一部分再水解恢复为游离型，另一部分在细菌作用下转变为石胆酸，后者进而被硫酸盐化，从而降低其潜在的肝脏毒性。

服用熊去氧胆酸胶囊可增加胆汁酸的分泌，同时导致胆汁酸成分的变化，使熊去氧胆酸在胆汁中的含量增加。熊去氧胆酸还能显著降低人胆汁中胆固醇及胆固醇酯的浓度和胆固醇的饱和指数，从而有利于结石中胆固醇逐渐溶解。胆道完全梗阻和严重肝功能减退者不能使用，老年患者需要谨慎使用。

长期使用熊去氧胆酸胶囊可增加外周血小板的数量，可能引起慢性腹泻和肝功能损害。熊氧胆酸胶囊不能溶解胆色素结石、混合结石及不透X线的结石。在治疗胆固醇结石中如果出现反复胆绞痛发作，症状无改善甚至加重，或出现明显结石钙化时，宜中止治疗，并进行外科手术。

由此可见，长期服用熊去氧胆酸胶囊确能通过增大胆汁中胆酸含量而防止胆结石形成，但问题是长期服用带来的不良反应可能是人们难以承受的，况且熊去氧胆酸胶囊价格昂贵，并不适合作为胆结石预防之药。

（丁尔讯）

降低胆固醇能预防胆结石形成吗？

作为结石形成的一般规律，胆固醇结石的形成经历胆固醇过饱和、结晶及成石等三阶段。开始阶段为胆固醇、胆盐、卵磷脂相对浓度变化而形成胆固醇过饱和的异常胆汁。过饱和的胆汁在热力学上具有不稳定且沉淀的趋势。结晶的阶段包括胆汁状态的变化，即从含有过饱和胆固醇的水溶液相变成双相或多项系统，其中之一是固体相，含有胆固醇结晶。这一变化包括胆固醇从过饱和的胆汁中成核、絮结和沉淀等过程。这些小结晶通过聚合发展成为肉眼可见的结石。

研究表明，在胆结石形成的各阶段中都有一些关键因素起作用，如第一阶段是胆汁胆固醇的过饱和，第二阶段是成核因子占优势，第三阶段则关键是胆汁淤滞。胆结石不是其中任何一个阶段都可独自完成的，三者缺一不可，但说到底，胆结石形成的根源还是胆汁胆固醇过饱和，没有胆固醇过饱和，就不可能有胆固醇结石，因此，降低胆固醇应该能防止胆固醇结石形成，但必须降低的是胆汁中的胆固醇。胆汁中的胆固醇如何降低？少吃一点胆固醇，或者不吃含胆固醇食物就能降低胆汁胆固醇吗？吃一些降低血液胆固醇的药物就能降低胆汁胆固醇吗？那就要看胆汁中的胆固醇来源在哪里。胆汁中的胆固醇来源于肝脏分泌，其中一种胆固醇合成酶的活性决定了肝脏分泌胆固醇的量。有的人这种酶活性强，只要有充分的底物就能分泌大量胆固醇，而这种底物并不是胆固醇本身，因此可以说，少吃含胆固醇食物并不会明显减少胆汁胆固醇含量，大量研究也表明，用药物降低血液胆固醇也不一定能降低胆汁胆固醇。有人研究用抑制胆固醇合成酶的药物，确能降低胆汁胆固醇，但是否能预防胆结石发生并无一致结果。

由此可见，降低胆固醇并不是预防胆固醇结石的好方法。相反，通过改变胆汁中各成分的相对比例，如增加胆盐量（口服熊去氧胆酸）或者通过促进胆汁排空防止胆汁淤积倒是现阶段预防胆结石形成最实际和有一定效果的手段。

（孙　晶）

胆结石手术后应该吃些什么来调理身体？

胆囊切除术后的患者，由于对脂肪消化有影响，容易腹泻、消化不良进而消瘦，因此，一般术后初期的患者宜食低脂肪的清淡流质食物，如腹泻严重的可减少进食量，另外就是要节制膳食，少食多餐，定时定量。

讲究饮食卫生，防止细菌、虫卵从口入，防止或减少结石生成。

术后两周内宜进食高糖类、低脂肪的流质饮食，如浓米汤、藕粉、豆浆、软面片、莲子红枣粥等，以利人体的消化吸收。

多吃含维生素丰富的食物，如绿叶蔬菜、胡萝卜、西红柿、青椒、菠菜等，及各种新鲜水果，但生吃瓜果、蔬菜之前要洗净，防止细菌、虫卵从口入。这些食物可为人体提供必要的维生素和适量纤维素，有利于胆固醇的排泄，预防结石生成。

酸奶也对胆结石的排出与预防有利，可以适量食用。

膳食纤维具有减少血液中胆固醇的功能，要摄取含丰富纤维的糙米、胚芽米、蔬菜、海藻等，以预防胆结石形成，避免疾病复发。

可适量进食瘦肉、鸡蛋、鱼虾和豆制品等高蛋白食物，不吃胆固醇高的食物，如动物内脏、鱼卵、蟹黄等，不吃高脂肪食物如肥肉、油炸食品及含油多的糕点。

尽量用植物油烹调，忌用动物油，以炖、烩、蒸为主；适量增加玉米油、葵花籽油、花生油、豆油等植物油摄入比例。

多吃一些促进胆汁分泌和松弛胆道括约肌及利胆食物，如山楂、乌梅、玉米须（泡水代茶饮）。

卵磷脂能促进脂肪代谢，分解多余脂肪，防止肥胖。富含卵磷脂的食物主要包括深海鱼、大豆及豆制品等。如果有条件，吃些卵磷脂营养补充剂也是不错的选择。

（刘巧丽）

喝咖啡可以预防胆囊结石吗?

咖啡中含有咖啡因,而咖啡因可以防止胆结石的形成。路透社公布的一项研究结果表明,每天喝两杯含咖啡因的咖啡可以使人减少患胆结石的可能性;由迈克尔·利茨曼领导的研究人员在《美国医学会杂志》上发表的研究报告说,成年人每天喝两到三杯咖啡可以使形成胆结石的可能性降低40%,每天喝四杯以上可降低45%;尚有研究报道,喝不含咖啡因的咖啡、茶和软饮料并不能起到防止胆结石形成的效果。研究人员对于咖啡防止胆结石的形成提出了好几种解释,咖啡的成分之一是咖啡因,咖啡因能防止胆固醇形成结晶,以增加人体热量消耗的方式减少脂肪储存,减少胆囊在胆结石形成之前对流体的吸收,增加流经胆囊的胆汁量等。

我国早在1994年就有人对咖啡因预防家兔胆石形成做了研究,结果证明其通过抑制胆囊吸收功能、增加肝胆汁流量、降低胆汁黏蛋白浓度有效地防止胆囊胆固醇结石形成。1999年国内又有对重庆地区胆囊结石危险因素的研究,其结果同样表明饮用咖啡为保护性因素。据日本胆道学会对全国胆结石的调查结果表明,约60%的胆结石为胆固醇结石,他们证实,咖啡因可抑制用含1.2%胆固醇饲料饲养的动物的胆结石的形成,而且咖啡因可促进回肠对胆汁的吸收,降低血清雌激素值,从而抑制胆固醇过饱和胆汁生成。

哈佛大学研究人员得出同样的结论:咖啡可以防止成年人形成结石。但是他们并没有建议人们多喝咖啡,这是因为咖啡有可能使人的其他一些疾病病情加重,如肾结石、心脏疾病、胃肠道疾病等。

(刘巧丽 江 弢)

服用维生素C可以预防女性患胆结石吗?

发表在美国的内科学学报的一篇研究表明维生素C缺乏可能导致胆结石。加利福尼亚州旧金山大学的内科和流行病学副教授西蒙博士对13000多位维生素C缺乏的妇女进行了研究，结果表明维生素C摄入不足容易患胆结石。

小规模的研究曾发现胆结石和维生素C之间存在关系。维生素C缺乏的几内亚猪很容易患胆结石。胆汁由肝脏生成，当胆汁中的胆固醇过饱和时便会形成胆结石。动物研究发现，维生素C可将胆固醇转化成胆汁酸，从而降低胆汁中胆固醇浓度。研究还发现，维生素C缺乏的豚鼠毫无例外均患胆结石。

据估计，美国大约有1900万的胆结石患者，三分之二是女性。女性更容易患胆结石是因为女性体内雌激素增加了胆汁中胆固醇的浓度，而大部分胆结石是由胆固醇组成的。科学家在调查中发现，血液中低抗坏血酸（维生素C的化学名）水平与女性胆囊症状的增加相关联，具有较高抗坏血酸水平和经常服用维生素C的女性胆结石的发病率明显减少。

预防方法：维生素C片剂100mg，每日3次，全日300mg，连服半年（无不良反应）；平日间多食含维生素C丰富的酸枣、甜枣、柚子、红果、栗子、柑橘、柠檬、草莓等水果以及芥蓝、菜花、雪里蕻、芹菜、芥菜等蔬菜，以提高血液中维生素C的含量。当然，除多摄入维生素C外，富含胆固醇的食物如动物脑、肝、肾、鱼卵、蛋黄均应少食，同时提倡运动，减少胆汁淤积的可能。

（沈 洋）

哪些药物可预防胆囊结石？

胆囊结石是我国的一种多发病和常见病，且发病率逐年增多。胆囊结石可以并发严重的胆囊炎和胆管炎，对人体造成严重的危害。因此，预防胆囊结石的发生是医学家迫切需要解决的一项课题。但是，直到目前，尚未有确切预防胆囊结石形成的药物，只有一些药物具有一定的预防作用。

（1）熊去氧胆酸：熊去氧胆酸（Ursodeoxycholic Acid）是人胆汁中正常组成成分，但只占很少一部分。经过口服熊去氧胆酸后，通过抑制胆固醇在肠道内的重吸收和降低胆固醇向胆汁中的分泌，可以降低胆汁中胆固醇的饱和度，从而起到预防胆固醇性胆结石的作用。熊去氧胆酸在市面上常用的剂型是优思弗，它不仅是目前胆固醇结石溶石治疗的首选药物，也是预防胆固醇性胆结石的首选药物。国外的一些科学家进行了一项使用熊去氧胆酸预防胆结石的临床研究，参加该研究的人群是易患胆结石的高危人群，但这些人群的胆囊功能是正常的。通过多中心、双盲法进行观察，发现无论是男性或女性，这种药物在预防胆囊结石形成方面是非常有效的，且预防胆囊结石的最佳剂量是4~5mg/（kg·d）。

（2）绞股蓝：绞股蓝是双子叶纲葫芦科绞股蓝属植物，中药名为七叶胆，内含多种对人体有益的皂苷、维生素和氨基酸。通过大量实验表明，绞股蓝可以改善肝细胞处理过饱和胆固醇功能，降低胆固醇含量，增加胆汁酸含量，从而提高了饱和微胶粒对胆固醇的溶解能力，防止胆汁中胆固醇过饱和，从而起到预防和逆转结石形成的目的。绞股蓝的这种作用还有待于临床实验的进一步证实。

最近有研究表明环氧化酶—2抑制剂（阿司匹林）也具有预防胆囊结石作用，但此结果也有待于在人体内进一步得到证实。此外，应该多食富含维生素A、维生素C及维生素E的食物，研究表明，这三种营养素对于预防胆结石有着重要的作用。

（黄　陈）

鲜枣、青椒可预防胆结石吗？

民间流传经常服食鲜枣、青椒可预防胆结石，这是有一定科学道理的，因为鲜枣和青椒中富含维生素。据相关杂志报道，美国圣弗朗西斯科加利福尼亚大学的西蒙博士通过对9000例人群调查发现，血液中维生素水平较高的妇女相比血液中维生素水平较低的妇女患胆囊疾病的可能性要少一半；哈佛大学医学院的研究人员调查了6600名女性发现，那些水果和蔬菜吃得最多的女性与吃得最少的女性相比，患病几率要低21%；相关的动物实验表明，缺乏维生素C的实验鼠几乎都发生了胆石症。由此可见，人体摄入的维生素含量与胆囊疾病的发生有着密切的关系。

现代营养学研究发现，富含维生素的食品可以起到预防胆结石的作用，主要的机制是维生素特别是水溶性维生素C能够提高肝脏酶的活性，而这种酶可以使原本体内多余的、可能形成胆结石的胆固醇转变为胆汁酸，从而断绝了胆结石形成的源头。如果经常缺乏维生素C，胆固醇转变为胆汁酸的速度就会减慢，还会使胆固醇在胆囊内大量淤结成为结石。鲜枣、青椒就属于这类富含维生素C的食品，其他还有柑橘、番茄、山楂、樱桃、绿叶菜等。俗话说："有病治病，无病防病"，胆石症患者在缓解期可以长期服食这类食品以利症情缓解，而健康人群平时也可以多吃点富含维生素C的食物以预防保健，减少胆石症的发生。不过值得指出的是，平时胃酸较多的人则不宜多食这些食品以免胃痛发作。

（乐　枫）

胆石症患者宜长期食素食吗？

多吃水果和蔬菜等素食固然好，特别是柑橘类水果以及其他富含维生素C的蔬菜可以有效预防胆结石的形成，对已经患胆结石的患者来说，还能阻止病情进一步恶化。另外，还应选择一些含植物纤维高的食物如绿叶蔬菜、萝卜、粗粮、豆类、水果、香菇、木耳、金针菇等。植物纤维能增加胆盐排泄，抑制胆固醇吸收，降低血脂，可使胆固醇代谢正常，减少形成胆石的机会。

但是胆囊炎患者仅吃水果和蔬菜是不正确的。

因慢性胆囊炎的急性发作常与进食高脂肪餐有关，所以胆囊炎患者会片面认为长期只吃水果和蔬菜是一种治疗手段，但临床证明，长期食素会加速胆石症的形成。胆汁的排泄与食物的性质和进食量有着密切联系，含有脂肪和蛋白质的食物最易刺激肠壁，释放缩胆促胰激素而引起胆囊的收缩排泄，如果多吃水果和蔬菜就容易造成胆囊内胆汁的排泄减少，胆汁过分浓缩、淤积，有利于细菌的生长繁殖，破坏了胆汁稳定性，从而导致和加速胆石的形成。如果适量摄取优质蛋白及不饱和脂肪酸则能避免这些，胆囊收缩自如，胆汁的排泄畅通无阻，可有效阻挡胆色素结石的形成。

另外，喜欢进食凉拌菜（生菜、瓜果）、泡菜（指污染蛔虫卵的）的人胆道蛔虫发病率高，因而胆红素钙结石发病率也高。

所以合理的饮食习惯是预防和治疗胆囊类疾病的良药。

（钱耀明）

黑木耳可化解体内结石吗？

是的。黑木耳又叫桑耳，其色淡褐，质柔软，肉肥厚，是一种药食兼用的菌类植物。我国早在隋唐年间就已开始人工栽培。明代著名医药学家李时珍在《本草纲目》中记载，木耳性甘平，主治益气不饥等，有补气益智、润肺补脑、活血止血之功效。近代医学者对黑木耳的药用价值又有了新的发现。"人体的清道夫"：黑木耳含有丰富的植物胶原成分，它具有较强的吸附作用，对无意食下的难以消化的头发、谷壳、木渣、沙子、金属屑等异物也具有溶解与氧化作用。常吃黑木耳能起到清理消化道、清胃涤肠的作用，特别是对从事矿石开采、冶金、水泥制造、理发、面粉加工、棉纺、毛纺等空气污染严重工种的工人，经常食用黑木耳能起到良好的保健作用。"化解结石"：黑木耳对胆结石、肾结石、膀胱结石等内源性异物有比较显著的化解功能。黑木耳所含的发酵素和植物碱具有促进消化道与泌尿道内各种腺体分泌的特性，并协同这些分泌物催化结石，滑润管道，使结石排出。同时，黑木耳还含有多种矿物质，能对各种结石产生强烈的化学反应，剥脱、分化、侵蚀结石，使结石缩小、排出。

初发结石病患者，每天坚持食用1~2次黑木耳，疼痛、恶心、呕吐等症状可在短期内缓解，结石能在10天左右消失，对慢性坚固的结石，其效果较差，但如果长期食用黑木耳，亦可使有些人的结石逐渐变小、变碎排出体外。

（刘巧丽）

核桃对预防胆结石有好处吗？

核桃的药用价值很高，中医学认为核桃性温，味甘，无毒，有健胃、补血、润肺、养神等功效。《神农本草经》将核桃列为久服轻身益气、延年益寿的上品。唐代孟诜著《食疗本草》中记述，吃核桃仁可以开胃，通润血脉，使骨肉细腻。宋代刘翰等著《开宝本草》中记述，核桃仁"食之令肥健，润肌，黑须发，多食利小水，去五痔"。明代李时珍著《本草纲目》记述，核桃仁有"补气养血，润燥化痰，益命门，利三焦，温肺润肠，治虚寒喘咳，腰脚重疼，心腹疝痛，血痢肠风"等功效。西医学研究发现，胆结石的形成大多与饮食有关。食物中的黏蛋白与人体胆汁中的钙离子和非结合型胆红素结合成胆石支架和晶核，便形成了胆结石。核桃仁中含有丙酮酸，能阻止黏蛋白和钙离子、非结合型胆红素的结合，即阻止了胆结石的形成，并能使其溶解、消退和排泄。另外，核桃含有丰富的亚油酸，可抑制体内胆固醇的形成，进而降低胆汁中胆固醇的浓度，故能阻止胆石、胆息肉的形成。核桃中还含有不饱和脂肪酸，可改善胆汁成分，有利于胆石的排出。核桃必须生吃，熟核桃仁会使药效大受影响。

（刘巧丽）

胆囊切除术后要注意哪些饮食问题？

胆囊切除后，由于失去了胆囊这一储存及定时释放胆汁进入肠道的器官，胆道及肠道系统要完全适应需要一定时间。在这段时间之内，饮食调理特别重要。如果以为胆囊切除了，疾病治愈了，就应该立即恢复正常饮食，你就会后悔，因为那样痛苦可能就常伴你身，腹痛、腹泻也是家常便饭了。正确的饮食应该遵循以下方法。

（1）适当增加进餐次数：应注意每餐不宜多吃，每天以4餐为好，少吃多餐可减轻消化系统的负担，有利于手术后恢复健康，还能促进胆汁分泌，帮助消化吸收。最好能每天吃点含醋的菜，因为醋能增强消化能力，还可调节肠道内的酸碱度，以利于胆汁发挥作用，促进对脂肪类食物的消化。多吃新鲜水果和蔬菜也有助于食物的消化和吸收。

（2）胆囊切除手术后数天内：由于手术和麻醉的影响，一般术后1~3天内胃肠功能受到抑制，蠕动减少，肝脏功能受到抑制致胆汁分泌量降低，整个消化系统的功能处于低潮。所以，术后1~3天宜禁食，并用静脉滴注补充各种营养。当肠道功能恢复（标志为有肛门排气）后可视情况给予流质饮食，如米汤、豆浆、藕粉、果汁等，随后再逐渐改为脱脂牛奶加甜面包、大米稀粥、豆腐羹、枣泥米糊以及面食类。

（3）术后2~3个月内：患者在术后2~3个月内，应减少脂肪类食物的摄入，禁食高脂肪类和煎炸食品。胆囊切除后，将失去调节胆汁排入肠道的功能，对脂肪的消化能力相应减弱，尤其是在短时间内要消化较多量的脂肪类食物，那是力所不及的，会造成腹胀、腹泻及消化不良等。减少脂肪类摄入，主要指不吃或尽量少吃肥肉、动物内脏、蛋黄及油炸食品，也不宜吃各类高脂肪、高热量的"快餐食品"。烹调尽量少用动物油，可适量增加植物油。菜肴应以清蒸、炖煮、凉拌为主，少吃炒菜，特别要忌食辛辣刺激性食物，不饮酒，这样就能减少对胆道的不良刺激。

（4）术后2~3个月后：逐渐加强营养，胆囊切除2~3个月以后，饮食也应追求清淡，加强必要的营养补充，将有助于患者早日康复。在经过数周的适应代偿后，连接肝脏与小肠的胆总管逐渐伸展扩大，代替了胆囊贮存胆汁的功能。如消化功能无异常，即可食用普通饮食。可适当增加蛋白质摄入，吃一些含蛋白质质量较高的食物。每天应吃些瘦肉、水产品、豆类食品，如能饮一杯牛奶更好，如不习惯食奶类或鱼肉者，可多吃大豆制品及菌菇类，以弥补动物蛋白的不足，胆囊切除后原则上不宜摄入过高的脂肪与胆固醇，但这时不必再过分限制脂肪，因为肠道中一定量的脂肪，是刺激胆汁分泌及扩展胆总管容积和保持胆道流畅所必需的，此外，多吃高纤维素与含维生素丰富的食物，对患者术后的恢复也十分有益。

（孙　晶）

胆石症患者应该与鸡蛋"绝缘"吗?

胆石症的发生与饮食习惯密切相关,高脂肪、高胆固醇饮食增加了发生胆结石的风险,又是诱发胆石症发作的主要诱因,因此,胆石症患者饮食中限制胆固醇和脂肪的量是很有必要的。鸡蛋含有人体所需要的许多营养物质,特别富含蛋白质、卵磷脂,是人们日常所吃的蛋白质食物中营养价值较高的,当然它也含有较多的胆固醇。人们担心吃鸡蛋会引起胆结石,更怕吃鸡蛋会诱发胆囊炎、胆绞痛发作,因此,胆石症患者"谈蛋色变",逼迫自己与鸡蛋"绝缘"。这种做法是完全没有道理的。

首先,胆结石的发生(这里只谈胆固醇结石)是与长期过量进食高脂肪、高胆固醇和不吃早餐有关,与吃不吃鸡蛋没有关系。鸡蛋含有丰富的卵磷脂,而卵磷脂具有溶解胆固醇的作用。其次,胆绞痛发作与进食油腻食物有关,高油食物进入十二指肠会强烈刺激分泌缩胆囊素,后者是胆绞痛发作的主要原因。如果不吃油煎的荷包蛋,而代之以水煮鸡蛋或蛋羹、蛋汤就不致引起胆囊剧烈收缩,不会引起胆绞痛。

(陈雨强)

预防胆结石的十大饮食原则是什么?

(1)按时进餐,特别是早餐:有规律的一日三餐是预防结石的最好方法,当食物进入十二指肠时,肠道反应性地分泌胆囊收缩素,使胆囊收缩,括约肌松弛,这时大量黏稠或含有胆泥的胆汁就被排出到达肠内,可以防止结石形成。有的人不吃早餐,经过一夜的空腹,胆汁分泌减少,而胆固醇含量不变,加上水分吸收,形成高胆固醇胆汁,长此以往易形成结石。

(2)吃利胆食物:青菜、菠菜、笋、洋葱、番茄、四季豆、玉米、青椒、南瓜、红皮萝卜、莲藕都有不同程度的溶石作用。日本研究者还发现,生姜所含的姜酚能抑制前列腺素的合成,相对减少胆汁中黏蛋白的形成,且有很强的利胆作用。多吃这些食物均有益于防止胆结石形成。

（3）多吃富含纤维素的食物：含纤维素较多的食物可以刺激肠蠕动，并刺激胆汁流入肠腔，防止胆汁淤积。含纤维素较多的食物有蔬菜、水果、粗杂粮等。

（4）多饮水，养成饮水习惯：水不但可以稀释胆汁，防止形成胆石，而且还有助于将早期微小结石冲刷入肠道而排泄掉。成年男性患者饮水量为2500~3000ml/日，女患者、心肺肾功能正常的老年患者为2000~2500ml/日，小儿酌减。以白开水为主，也可喝一些米汤、稀粥、藕粉、豆浆、杏仁茶等清淡的饮料，以促进胆汁分泌和排泄。

（5）吃富含维生素C的食物：胆结石的致病因素一般与胆汁淤积和继发细菌感染、胆固醇代谢失调等有关。维生素C可帮助胆固醇（大部分胆结石的主要成分）转化为胆汁酸，从而有助于预防胆结石形成。有研究表明，缺乏维生素C，女性比男性更易得胆结石。平时多食用富含维生素C的酸枣、柚子、山楂、栗子、柑橘、柠檬、草莓以及芥蓝、菜花等，可以提高血液中维生素C的含量。

（6）吃含维生素A的食物：含维生素A丰富的食物能防止胆囊上皮细胞脱落形成结石核心，也能帮助消化吸收脂肪，应经常食用。含维生素A较多的食物有玉米、乳制品、鱼类、西红柿、胡萝卜等。

（7）少食富含脂肪和胆固醇的食物：胆结石的形成与体内胆固醇过高关系密切，必须限制过多地摄入脂肪和胆固醇含量高的食物，对肥胖的胆结石者更应限制。脂肪和胆固醇含量高的食物包括动物内脏、鱼卵、肥肉、蟹黄、蛋黄、巧克力、奶油制品等。饮食忌油煎、油炸。

（8）少吃糖：经常吃甜食，过量的糖分会刺激胰岛素的分泌，使糖原和脂肪合成增加，产生高脂血症，同时胆固醇合成与积累也增加，造成胆汁内胆固醇增加，易导致胆结石。

（9）忌节假日或亲友聚会时大吃大喝：因为暴饮暴食会促使胆汁大量分泌，而胆囊强烈的收缩又会引起胆囊发炎、局部绞痛等。

（10）忌食辛辣刺激的调味品：如辣椒、胡椒等。这些带有刺激性的食品会使胃酸过多，胆囊剧烈收缩而导致胆道下端括约肌痉挛、胆汁排出困难，易诱发胆绞痛。

（宋科瑛）

什么是胆结石患者的营养饮食？

众所周知，胆石症、胆囊炎的发生与饮食有很密切的联系。随着人们生活水平的提高，不少人的饮食类型从"温饱"转向了"吃好"，食物过于精细，不少还都是高脂、高糖饮食，而长期食用高脂、高糖饮食以及酒类等都可能引起胆结石。

胆结石可分为胆囊结石和胆管结石两大类，其中胆管结石大多属于胆色素结石，一般与细菌、寄生虫等感染有关；而胆囊结石百分之八十属于胆固醇结石，与不良的饮食习惯密切相关。长期食用高脂、高糖饮食，体内血脂升高，引起胆汁中的胆固醇增加，胆汁淤积，胆囊排空延缓，久而久之胆固醇呈过饱和状态便可析出形成胆囊结石。由此可见，胆结石患者的营养饮食尤其重要，最主要的遵循原则可以概括为十二个字，即"荤素合理搭配，营养成分均衡"，要做到保证机体摄入维持人体正常功能的足量蛋白质和维生素，避免吃高胆固醇、高糖食物。以下事项可供参考：①限制高脂、高糖饮食，忌食煎、炸、烧烤类食物，如肥肉、油饼、煎蛋、奶油制品等，植物油有利胆的作用，平时可以多吃一点。②忌食辛辣刺激之品，戒除烟酒。③合理安排好饮食时间，做到有规律，少食多餐，特别是要按时吃早餐以促进累积一夜的胆囊排空，晚餐不要吃得太饱以免诱发胆囊炎；也不能只食素，要合理补充蛋白质以利增加身体营养，提高机体免疫功能，可适量吃点清蒸鱼类、瘦肉、黄豆制品、低脂奶等。④多补充维生素和无机盐，特别是补充维生素C，缓解期多吃点鲜枣、青椒、甜橙、山楂、樱桃、番茄等食品，蔬菜中的卷心菜、荠菜、菠菜、胡萝卜、马齿苋、丝瓜等也要多吃，菌类食品中的香菇、黑木耳也有防石排石的作用。另外，B族维生素以及脂溶性维生素的补充也很重要，可以多吃点苹果、核桃仁等食品。⑤没有胃病的患者平时可以用绿茶加金钱草泡水喝，但茶叶浓度不宜过高；也可以用蒲公英加茵陈煎水频饮，这样也可起到预防胆石症发作的作用。

（乐　枫）

通过饮食能预防胆结石吗？

通过近几十年来对胆囊炎、胆结石形成机制的研究，人们已认识到饮食营养与胆囊炎、胆结石之间有着一定的关系，胆固醇结石与人们的过度营养有关，而胆色素结石又与食物中蛋白质的缺乏不无联系，胆色素结石的发生还和胆道蛔虫病有着密切的关系。基于这些认识，注意以下几方面的问题，对预防胆囊炎、胆结石的发生可能会有一定的作用。

有规律的进食（一日三餐）是预防结石的最好方法。因为未进食时胆囊中充满了胆汁，胆囊黏膜吸收水分使胆汁变浓，此时胆固醇-卵磷脂大泡容易形成，胆汁的黏稠度亦增加，易于形成胆泥。如果进食，当食物进入十二指肠时反应性地分泌胆囊收缩激素，使胆囊收缩，这时大量黏稠的和含有胆泥的胆汁被排出到达肠道内，可以防止结石的形成。

适度营养并适当限制饮食中脂肪和胆固醇的含量。胆固醇结石的形成和胆汁中含有较多量的胆固醇有关。吃得过多，特别是食物中有较多的脂肪和胆固醇，就会使胆汁中胆固醇的浓度增高，促使胆固醇结石的形成。近年来，我国人民的生活得到较大的改善，人们的饮食由以前的"温饱"型逐渐向"吃好、吃精"转变，鱼、肉、禽、蛋等食品的消耗量正在逐年增加。但是，随着生活水平的提高，带来了一些因吃得过好、过多而引起的"富贵病"，如肥胖症、冠心病和胆结石。要预防这些"富贵病"，就要注意营养适度，特别要注意不食用过多的胆固醇和动物脂肪。所谓适度的营养，就是要对人们的饮食的质和量都加以一定的限制，要求饮食的质量全面地提供各种比例合适的营养物质，而食物的量则以能维持人体正常的生命活动为度。

保证摄入足够量的蛋白质。蛋白质是维持我们身体健康所必需的一种营养物质。据研究，蛋白质摄入量的长期不足与胆色素结石的形成有关。因此，保证饮食中有足够的蛋白质，就会有助于预防胆色素结石的发生。事实上，随着我国经济的发展和人们生活水平的提高，人们膳食中蛋白质含量已有明显增高，因此我国患胆色素结石的人数已有减少的倾向。

（钱耀明）

胆囊炎患者饮食有哪些注意事项？

（1）辛辣、高脂肪、高胆固醇食物如蛋黄、动物内脏等应避免过多食用。胆汁中胆固醇增高，使体内胆盐、胆固醇比例失衡，易于形成胆固醇结石。植物油既可降低胆固醇，又可促使胆固醇转变成胆汁酸，防止胆结石形成，故宜以植物油为主。油炸、油煎食品最好不吃，油炸、火烤食品在高温下产生有毒物质，能刺激胆道，引起胆绞痛。烹调上尽量清淡、少油。辛辣调味品如辣椒、川椒等可增加胆囊收缩素的产生，使胆道口括约肌紧张不能松弛，胆汁流出不顺利，故也应少吃。

（2）饮食应有规律，长期饥饿或不按时进食时胆汁排空减少，导致胆汁潴留，胆汁在胆囊中浓缩而使黏稠度增高，容易使胆结石形成和增大。因此，一日三餐应按时吃，尤其是要养成吃早餐的习惯，以减少胆石病的发生。另外，少食多餐可以刺激胆汁分泌，减少胆囊中胆汁淤滞浓缩。

（3）多吃富含维生素A的食品，如鸡蛋、牛奶、胡萝卜、番茄等黄红色的水果蔬菜。因维生素A能保持胆囊内壁上皮的完整和修复，也可减少胆固醇结石的形成。此外，萝卜、水果汁、荠菜、山楂等有利胆疏肝的作用。

（4）忌吃产气食品。胆石病及慢性胆囊炎患者平时多伴有消化功能减弱，且常因胃肠胀气而加重病情，因此，豆类、红薯、芋头、大蒜、韭菜等易于引起胀气的食品应慎用。

（5）多饮水。保持每日1500~2000ml水量的摄入，以利于胆汁的稀释，减少胆汁淤积。

（6）应该养成定时排便的习惯，保持胃肠道的正常通降功能，对于减少本病的发作很有好处。

（7）慢性胆囊炎急性发作时，根据发作严重程度，应调整饮食，甚至禁食。腹痛严重或出现发热、恶心呕吐等症状时应及时就诊，根据医嘱给予低脂肪、低胆固醇的半流质食物或禁食。低脂肪：指脂肪总量以20~30g/日为宜，并把这些脂肪总量分在各餐中。低胆固醇：指忌食用含胆固醇较高的食物，如蛋黄、动物内脏等。因鱼油中含大量多烯酸，能降低血中胆固醇水平，所以平日可多食用些鱼类食物。蛋白质食用要适量，足量的蛋白质有利于损伤组织的修复，但过量的蛋白质会增加胆汁的分泌，不利于急性炎症后的修复。

（8）慢性胆囊炎、胆囊结石患者多较肥胖，部分患者还同时合并有冠心病或高脂血症，故需要适当限制碳水化合物的摄入，多注意运动，减轻体重。

（孙　晶　于　亮）

胆石症患者外出旅行要注意什么？

不要在崎岖的道路上长时间地乘车旅行，以避免颠簸引起胆绞痛。

外出时，饮食注意清淡，忌吃高脂肪食物。如肥肉、烤鸭、烧鸡、烧鹅、煎鸡蛋、油炸食品、动物内脏、鱼卵、蛋黄等，都是应该忌食或少吃的食物。忌暴饮暴食，以减轻胆囊排泄胆汁的负担而避免引起胆绞痛。

注意饮食卫生，预防胃肠道感染引起胆囊及胆管感染。

照常饮水，不要因旅途事务繁杂忘记饮水。足够的饮水量对于胆石症患者是非常必要的。

旅行时不要过度疲劳，以保持机体对感染有足够的抵抗能力。一旦发生胆绞痛，应及时医治，以免胆结石引起胆囊炎后进而引起胰腺炎。

预防性随身携带治疗胆石症的药物，以备不时之需。

（钱耀明）

胆囊炎、胆石症患者多运动有何好处？

胆囊炎、胆石症患者由于长期受消化不良和疼痛折磨，渐致体质虚弱，精神不振，在对其进行中西医综合治疗的同时，及时配合运动疗法，促进内脏的血液循环，加强消化器官的蠕动作用，能刺激胆汁排泄，改善患者消化功能，改善组织代谢过程，提高机体免疫能力，加速病理产物的消散，为其炎症的消除和功能早日恢复创造良好条件。多运动对胆囊炎、胆石症有积极防治意义。

需要注意的是，大运动量后机体过分疲劳是促使慢性胆囊炎急性发作的诱因之一。加上消耗增加，需补充足够的营养，但营养物质的消化必须有胆汁参与，这样就会加重胆囊的负担，影响了胆囊炎症的控制和吸收。

胆石症患者可多参与社区体育锻炼，如舞剑、太极拳、秧歌舞等。各种锻炼身体方法都具有健筋骨、利关节、推陈出新、调节气血、增强体质之功效，只要持之以恒，就能使身体逐渐强壮，增强机体的抗病能力。

肥胖者更应该多运动，增加胆汁胆固醇的饱和度，促使胆固醇转变成胆汁酸，防止胆石形成。

综上所述，胆囊炎、胆石症患者应参与适当的日常体育锻炼。

（钱耀明）

患有胆石症的孕妇日常生活该注意什么？

随着人们生活条件的改善，胆石症的发病率越来越高，孕妇患胆结石的比例也越来越多。如何正确处理，不仅关系到母亲的健康，对于胎儿的健康生长也有重要影响。

对于无症状的胆石症，与普通人一样，并不需要治疗。在怀孕期间，由于体内内分泌环境的改变，稍有不慎极易导致胆囊发生急性炎症，甚至是更严重的并发症如胆管炎、胰腺炎，尤其是孕妇急性胰腺炎，很多都是重症，常导致孕妇和胎儿的死亡，所以，对于患有胆石症的孕妇，日常生活中尽量避免诱发胆石症发作的因素就显得更为重要了。准妈妈应该避免过度劳累，保持精神舒畅。保持合理的饮食习惯很重要。孕妇的营养不是越多越好，特别应避免一次进食大量的高脂肪、高蛋白食物。在饮食规律方面，宜定时定量，少吃多餐，不宜过饱。在饮食结构上，严格控制脂肪和含胆固醇食物，如肥肉、油炸食品、动物内脏等的摄入。不可饮酒和进食辛辣食物，宜多吃萝卜、青菜、豆类、豆浆等副食。萝卜有利胆作用，并能帮助脂肪的消化吸收；青菜含大量维生素、纤维；豆类含丰富的植物蛋白。此外，还应补充一些水果、果汁等，以弥补炎症造成的津液和维生素的损失。有些孕妇在妊娠晚期，为适应胎儿骨骼生长需求大量补钙时，以为骨头汤中的钙含量最高，于是便喝骨头汤补钙，其实，骨头汤中的钙含量并不高，不但达不到补钙的目的，反倒摄入了大量脂肪，而致增加了诱发胆囊炎和胰腺炎的风险。

长期服用一些利胆溶石药物的胆石症孕妇在孕期应该停药，而主要通过饮食控制，因为大多数利胆溶石药物，包括一些中成药制剂，多会对胎儿有不同程度的影响。胆石症孕妇如果症状较重，可以去医院给予对症处理。

孕期胆囊炎严重发作，无论是发生在孕期的哪一阶段，都应以确保母亲的安全为前提。比如严重的急性化脓性胆囊炎，抗生素治疗没有好转，或者严重的胆管炎，都应该及时手术。在确保母亲安全的基础上，用药时应该尽量避免损害胎儿。

（陈雨强）

中老年人如何预防胆结石的发生？

胆结石是中老年人的常见病和多发病，且发病率随年龄的增长而逐渐增高，因为随着年龄的增长，胆道运动功能会逐渐降低，胆汁中的胆固醇容易沉积，在胆道系统中"安居乐业"而形成结石。中老年人的胆结石有两大特点：一是老年人对痛觉反应迟钝，临床早期症状、体征不典型，导致就诊晚、治疗迟，容易造成胆囊穿孔；二是胆总管结石嵌顿梗阻后，容易造成急性梗阻性化脓性胆管炎，并发中毒性休克以致死亡。因此，中老年人如何预防胆结石是一亟待解决的问题。

（1）有规律地进食。一日三餐均衡饮食，养成吃早餐的好习惯，避免暴饮暴食，使胆汁有规律地分泌，是预防结石的最好办法。已被诊断确定有胆结石的中老年人，更应严格执行，以防病情加重。

（2）选择合理的饮食结构。首先，应该避免高蛋白、高脂肪、高热量的饮食习惯，限制胆固醇的摄取量，尤其是动物内脏、蟹黄、蛋黄等富含胆固醇的食物。烹调食物少用煎、炸，多采用煮、炖、清蒸的方式。其次，要多摄入高膳食纤维食物，如蔬菜、水果及谷物等。高膳食纤维可阻止胆固醇吸收，保持大便通畅，促进胆汁酸排泄，起到利胆作用，从而减少胆固醇结石的形成。此外，应该多食富含维生素A、维生素C及维生素E的蔬菜和水果。研究表明，这三种营养素对于预防胆结石有着重要的作用。如果条件允许，中老年人还可多吃一些能促进胆汁分泌和松弛胆道括约肌、有利胆作用的食物如乌梅、山楂等。

（3）胆囊结石具有遗传倾向，家族中有胆结石患者的，更应该注意合理饮食。同时，高龄、肥胖、高脂饮食和血脂异常是诱发胆结石发病的危险因素，所以应该定期检查腹部B超、血脂，对胆结石争取做到早发现、早诊断、早治疗，杜绝严重并发症的发生。

（4）最后，还应保持乐观开朗的情绪并进行适当的运动。因为二者均能调整机体的内分泌和神经系统，促进新陈代谢，保持各脏器功能发挥正常，对于预防与治疗胆结石起到重要作用。

（黄　陈）

胆囊炎患者如何调节情绪？

喜、怒、忧、思、悲、恐、惊七种情志变化，正常尺度内无害于人体，而特异持久的变化则对人体极为有害，可导致肝郁而影响脾的健运。肝脾病变又是形成胆石的重要因素，也是胆石增长的因素。

胆囊炎和胆石症患者要保持情志舒畅，避免精神紧张。保持情志的舒畅可使胆汁分泌正常，不易淤滞。郁怒生气则会使胆的储存、排泄胆汁功能紊乱而诱发胆囊炎。胆囊炎患者忌思想情绪紧张、忧郁、精神负担重。因为情绪激动、忧愁、闷闷不乐、恼怒、焦虑等消极的精神状态会使内脏神经抑制或兴奋，加重胆汁淤滞，影响胆囊的收缩和排空，使病情复发或加重。

患者要善于运用养生防病的知识调节自己的感情，运用节制、疏泄、转移、以情胜情等来消除或减少不良的刺激。如遇不幸，悲痛万分时，不忆往事，尽量忘却。即使是经济上受到挫折，怒从心头起，也要尽量克制，情绪郁闷时要想办法将它发泄出来或忘掉，以恢复心理协调平衡。久病不愈的悲观情绪，可从平素所喜好的事中取乐，以排解愁情、舒畅气机。

中医尊崇"喜则气和志达，营卫通利，怡养脑神"。

（钱耀明）

胆囊炎、胆石症患者为何不能长期大量饮酒？

长期饮酒可能会导致胆管内泥沙样结石的形成。原因有三种。

一是乙醇可直接影响和损害肝脏中的胆红素酶，造成胆汁中胆红素含量增加。胆红素的沉淀同钙结合就形成了胆管泥沙结石。

二是过量乙醇被吸收到胆汁中也使得胆汁中胆红素增加。

三是长期饮酒，从胃内吸收入血液中的乙醇增加，加速破坏红细胞，这些被破坏的红细胞释放出更多胆红素，而肝脏无法将过多的胆红素分解，造成胆汁中胆红素含量增加，从而变为结石形成的物质基础。

由此可见，长期大量饮酒对人体有害，应当养成不贪酒的良好习惯。

另外，常饮啤酒易发胆囊结石的说法是一种误解，因为啤酒本身与胆囊结石无明显关系，只是较长时间、较多地饮用啤酒，很容易让人身体发胖，随着脂肪的增加，可引起血脂增加，血中胆固醇也增加。肥胖人多伴有胆固醇调节障碍，也就有了形成胆结石的基本条件，因此，长期饮大量啤酒与胆囊结石形成仅是一个间接关系，认为饮啤酒易发胆石症是毫无科学依据的。

（钱耀明）

常饮矿泉水会不会引起胆石症？

胆结石不是喝水进去的，也不是吃进去的，常饮矿泉水不会引起胆石症。

矿泉水以含有硫酸镁、硫酸钠、重碳酸钠的为佳，饮用后能使胆囊收缩，促使胆汁排出。喝水或吃进去的食物，经过胃和肠道的消化吸收，把有营养的物质通过小肠吸收，经血液循环输送到全身各器官。喝进砂石或饮食中的砂石不会直接进入胆管或胆囊，胆管开口很小，而且括约肌关闭，胆汁也是向一个方向即向肠道排泄而不是逆蠕动的，这就决定了砂石不会直接进入胆管。胆结石中的主要化学成分是胆固醇和胆色素，分子结构属有机化合物类。不必担心常饮富含无机盐的水会引起胆石症。

（钱耀明）

附　录

常见特异性检查及临床意义

（一）实验室检查

项目名称		参考正常值 （以化验单为准）	异常值意义
血常规	白细胞计数	$(3.69\sim9.16)\times10^9$/L	升高提示为急性胆囊炎、急性胆管炎、胆源性肝脓肿等有细菌感染的胆石症并发症；单纯胆绞痛不升高
	中性粒细胞%	50.0%~70.0%	升高提示为急性胆囊炎、急性胆管炎、胆源性肝脓肿等有细菌感染的胆石症并发症；单纯胆绞痛不升高
	红细胞计数	$(3.68\sim5.13)\times10^{12}$/L	降低提示有其他疾病如肿瘤存在
	血红蛋白	113~151g/L	降低提示有其他疾病如肿瘤存在
	血小板计数	$(101\sim320)\times10^9$/L	升高时易于形成血栓；降低时有出血风险，不适合手术或创伤性检查
C反应蛋白（CRP）		<10 mg/L	升高表明存在细菌感染或组织创伤，是判断胆石症并发症和评估治疗效果的有用指标
降钙素原（PCT）		<0.5 ng/mL	轻度升高>0.5ng/mL，提示局部感染；明显升高>2ng/mL，提示全身感染；显著升高>10ng/mL，提示感染性休克。是判断胆石症并发症，特别是感染程度的重要指标
肝功能	丙氨酸氨基转移酶（ALT）	10~64IU/L	升高多与急性胆道梗阻引起肝损伤有关，如急性胆管炎、胆源性胰腺炎。与肝炎不同，在梗阻原因解除后，ALT迅速下降
	天门冬氨酸氨基转移酶（AST）	8~40IU/L	意义基本上同ALT，但在短暂胆道梗阻时，如在急性胆源性胰腺炎时，其升高程度通常不如ALT明显
	γ-谷氨酰基转移酶（γ-GT）	7~64IU/L	升高通常与胆道梗阻有关，胆道结石和炎症所致良性梗阻，其升高程度低于恶性梗阻。它还是胆汁淤积性疾病的敏感指标
	碱性磷酸酶（AKP）	100~275IU/L	意义基本同γ-GT

项目名称		参考正常值 （以化验单为准）	异常值意义
肝功能	血清总胆红素和 血清直接胆红素	前者4~20μmol/L， 后者0~7μmol/L	升高见于胆道梗阻，也称梗阻性黄疸。通常以直接胆红素/总胆红素比值>60%作为梗阻性黄疸的标准。胆总管结石、急性胆管炎通常表现为梗阻性黄疸，部分胆源性胰腺炎和急性胆囊炎也可以出现血清胆红素升高；胆管、胰头肿瘤则会出现进行性加重的黄疸
肾功能	尿素氮	2.5~7.1mmol/L	升高提示肾功能受损；降低提示能量供给不足
	肌酐	53~97μmol/L	
	尿酸	160~430μmol/L	升高提示痛风；降低一般无太大意义
白蛋白与前白蛋白		前者35~50g/L， 后者200~400mg/L	肝脏合成功能和全身营养状况的重要指标。如果白蛋白水平和前白蛋白水平很低，一般不适合行择期手术和大的创伤性检查和治疗
淀粉酶和脂肪酶		淀粉酶40~110U 脂肪酶28~280U/L	正常值上限3倍以上可诊断急性胰腺炎；如果没有达到3倍，则要结合影像学检查如CT、超声等作出判断。许多腹部急症如肠梗阻、肠穿孔、肠系膜血管梗塞、胰管梗阻、慢性肾病、肝脏疾病等也会有不同程度升高。脂肪酶诊断急性胰腺炎的准确性更高
血气	酸碱度（PH）	7.35~7.45	PH<7.35表示有酸中毒：包括代谢性酸中毒和呼吸性酸中毒，前者特征是HCO_3^-<21mmol/L，常见于腹膜炎、休克、高热等酸性代谢废物产生过多以及腹泻、肠瘘、胆瘘和胰瘘等。后者特征是$PaCO_2$>45mmHg。主要见于呼吸道梗阻、肺炎、肺不张、胸腹部手术、创伤等 PH>7.45表示有碱中毒：包括代谢性碱中毒和呼吸性碱中毒，前者特征是HCO_3^->27mmol/L，后者特征是$PaCO_2$<35mmHg
	二氧化碳分压 （$PaCO_2$）	35~45mmHg	<35mmHg表示通气过度； >45mmHg表示二氧化碳潴留

续表

项目名称		参考正常值 （以化验单为准）	异常值意义
血气	氧分压（PaO₂）	75~100mmHg	<60mmHg是呼吸衰竭的标志
	氧饱和度 （SaO₂）	95%~100%	SaO₂<90%定为低氧血症的标准，提示病情危重
	碱剩余/碱缺失 （BE/BD）	–4mmoL/L~4mmoL/L	<–4mmoL/L见于酸中毒； >4mmoL/L见于碱中毒
电解质	钠离子（Na⁺）	135~145mmol/L	低于下限为低钠血症，高于上限为高钠血症；根据升高和降低的程度又可相应分为轻、中和重度
	钾离子（K⁺）	3.5~5.5mmol/L	低于下限为低钾血症，高于上限为高钾血症；根据升高和降低的程度又可相应分为轻、中和重度
	氯离子（Cl⁻）	96~106mmol/L	低于下限为低氯血症，高于上限为高氯血症；根据升高和降低的程度又可相应分为轻、中和重度
	电解质异常及其程度反映了患者机体状态，是病情严重程度的重要指标，是急、重症胆石症患者必做且需反复做的检验之一		
肿瘤指标	AFP（甲胎蛋白）	<25ug/L（放免法）	是原发性肝癌相对特异的肿瘤指标，胆管癌、胆囊癌也可升高，同时大约一半的肝癌和更多比例的胆管癌、胆囊癌患者此指标并不升高。反之，有些胆管炎、肝内胆管结石也可以引起AFP升高
	CEA（癌胚抗原）	<5ug/L	是一种泛消化道肿瘤指标，胆道肿瘤也常见升高。迄今尚未见有报道良性胆道疾病包括胆囊炎、胆石症引起CEA升高，但同时大多数胆道肿瘤CEA并不升高
	CA19-9（糖类抗原19-9）	<37 kU/L	明显升高常见于胰腺癌，其次为肝胆系统肿瘤。胆石症也可短时、轻度升高
	CA50（糖类抗原50）	<23 kU/L	意义类似于CA19-9
	CA724（糖类抗原724）	<10 kU/L	升高常见于卵巢癌、胰腺癌、胃肠道癌肿，极少数胃肠道、胆道慢性炎症也会引起轻度升高

项目名称		参考正常值 （以化验单为准）	异常值意义
肿瘤 指标	CA242（糖类抗 原242）	<12 kU/L	升高最常见于胰腺癌和胆管癌，小部分胆石 症也会引起轻度、短时间的升高
	CA125（糖类抗 原125）	<40 kU/L	明显升高最常见于卵巢癌，但在小部分胆道 肿瘤和胆石症患者中也可以轻度升高
尿液 化验	尿胆红素	阴性	外科性黄疸（包括胆总管结石、胆管炎）时 尿胆红素强阳性，而尿胆原阴性或弱阳性
	尿胆原	阴性	

说明：白细胞计数及中性粒细胞%降低是一个复杂的现象，超出了胆石症诊治范围，故不列入。附带说一下，白细胞计数降低不一定是免疫力降低，可能是骨髓抑制或正常生理的体质因素，升高也仅提示有细菌感染可能，而不是"炎症反应"，同样，淋巴细胞%的异常对胆石症诊疗意义也不大，故不列入。红细胞计数与血红蛋白升高对胆石症诊治意义不大（对脑卒中有意义），故不列入。

（二）影像学检查

1.超声检查

最常用，是价廉、方便、无辐射、准确性高的首选检查，主要看以下描述。

［胆囊大小］

正常值：通常以长 × 宽 × 高的形式标示，正常值空腹时大致为（7~8）cm ×（3~4）cm ×（2~3）cm。

异常值：（1）有个体差异，如果明显大于正常值范围就是胆囊肿大，可能为有胆囊颈部梗阻的急性胆囊炎，这需要急症手术。

（2）无疼痛的胆囊肿大，要警惕胆道、胰腺肿瘤。

（3）如果明显小于正常值范围，就是胆囊萎缩。萎缩的胆囊没有功能，却是胆道感染、胰腺炎、消化不良，甚至胆囊癌的危险因素，应该及时去除。

胆囊肿大、胆囊萎缩没有统一的标准，还需要结合其他指标如胆囊收缩功能、胆囊壁厚度、胆囊壁水肿及周围渗出情况综合判断。

[胆囊壁] 正常：胆囊壁厚度约为2~3mm，且厚薄均匀，内壁光滑。

异常：慢性胆囊炎时胆囊壁不同程度增厚，或者内壁毛糙。局部明显增厚可能为胆囊肌腺增生症或胆囊肿瘤。

[回声光团和声影] 胆囊腔内强光团，后方有声影，强光团及声影可随体位改变而变化是胆囊结石的典型表现。相反，不随体位变化且无声影的回声团常提示为胆囊息肉。

[胆总管直径和肝内外胆管情况] 超声显示的是胆总管内径，正常在7mm以下。胆总管扩张最常见于胆总管结石，也可见于胆管梗阻的原因如肿瘤、炎症等，胆囊切除后胆总管也可代偿性扩张。

2.上腹部CT检查

是胆石症急诊和胆石症并发症最常用的影像学检查。急诊时常为CT平扫，进一步检查可用造影剂增强CT扫描。重点关心：胆囊大小、胆囊壁增厚水肿情况、胆囊结石情况、肝内外胆管扩张情况、胆总管结石情况和胰腺情况，据此来帮助诊断急性胆囊炎、急性胆管炎、急性胰腺炎等胆石症并发症。

[单纯胆绞痛发作的胆石症] 除了发现胆囊腔内结石外，一般无其他发现。部分胆结石因为是透X线的，CT上并不能显示，所以可能CT提示无胆结石；但数日后复查超声常能显示结石，表明诊断无并发症的胆石症超声优于CT。

[急性胆囊炎] 表现为胆囊壁水肿，胆囊不同程度增大，伴胆囊周围不同程度渗出改变。增大明显（最大径>10cm），特别是发现胆囊颈部有结石，且腹部触痛明显者需要急诊手术切除胆囊，否则有胆囊穿孔引起胆汁性腹膜炎的危险。

[急性胆管炎] 通常表现为胆总管和肝内外胆管不同程度增宽（胆总管外径>1cm）、胆管壁水肿、胆总管下段结石。少数合并有硬化性胆管炎的患者，胆总管外径并不增粗，此时诊断要结合临床表现。

[急性胰腺炎] 表现为胰腺不同程度增大、胰腺周围水肿和渗出。胰腺内或胰腺周围出现不能强化的坏死灶则是重症胰腺炎的标志。

［慢性胆囊炎］可以表现为胆囊壁不同程度增厚、胆囊内结石和胆囊与周围结构粘连，也可能没有任何发现。CT在诊断慢性胆囊炎时准确性明显不如超声。

［胆囊癌］可以表现为胆囊壁局部隆起和增厚伴造影剂强化，病灶向外侵犯累及肝脏，伴有周围淋巴结肿大等。早期胆囊癌可能只是胆囊壁不同程度增厚，易与慢性胆囊炎混淆。

［胆管癌］根据癌肿的位置表现不同。肝外胆管癌常表现为肝内外胆管扩张，少数可见胆管壁局灶增厚形成的肿瘤。肝内胆管癌则多表现为肝脏占位病灶。肝门部胆管癌则表现为肝内胆管扩张，部分可显示肝门部肿块影。

3. 上腹部磁共振（MR）、磁共振胆胰成像（MRCP）检查

上腹部磁共振和磁共振胆胰成像检查一般作为CT检查的补充，用于梗阻性黄疸的梗阻部位及病因诊断有一定优势，但对胆囊炎胆石症及其他并发症的诊断价值并不优于CT，且价格相对昂贵，故应用较少。

4. 内镜逆行胆胰管造影（ERCP）

内镜逆行胆胰管造影是一种内窥镜+X线造影的检查，可以清楚显示梗阻性黄疸的梗阻部位和病因，是诊断胆管结石、壶腹周围肿瘤（包括胰头肿瘤、壶腹部肿瘤和十二指肠乳头周围肿瘤）和慢性胰腺炎的主要标准。内镜逆行胆胰管造影还能进行治疗。

［胆管结石］表现为胆管增粗和腔内充盈缺损。

［壶腹周围肿瘤］表现为肝内外胆管扩张和远端鸟嘴样狭窄。

［慢性胰腺炎］表现为胰管串珠样扩张等。

治疗：如括约肌切开取石、放置胆道支架等，是胆管结石首选治疗方法，也是急性胆管炎药物治疗不能迅速缓解时的首选疗法。

胆囊炎胆石症的饮食宜忌

胆囊炎胆石症饮食禁忌

胆固醇较高的的食物	动物心、肝、脑、肠以及蛋黄、松花蛋鱼子及巧克力等
高脂肪食物	肥肉、猪油、油煎油炸食品。油多的糕点也不宜多吃
大吃大喝	暴饮暴食会促使胆汁大量分泌，而胆囊强烈的收缩又会引起胆囊发炎、局部绞痛等
辛辣刺激的调味品	辣椒、辣椒油、五香粉、胡椒面等
其他	烟、酒、咖啡等

胆囊炎胆石症适宜的饮食

要注意饮食和饮水卫生，生吃瓜果要先洗干净，然后用开水或凉开水冲一冲，以防吃入蛔虫及残留农药。养成不喝生水、喝开水的良好习惯

要多吃些含维生素的食物，如绿色蔬菜、胡萝卜、西红柿、菠菜、白菜等，平时应多吃些香蕉、苹果等水果

要用植物油炒菜，所吃的菜以炖、烩、蒸为主

要常吃些瘦肉、鸡、鱼、核桃、黑木耳、海带、紫菜等

要多吃些能促进胆汁分泌和松弛胆道括约肌、有利胆作用的食物，如山楂、乌梅、玉米须（泡茶慢慢喝）

胆囊炎胆石症术后饮食

术后近期（1~3个月）	少吃或不吃高脂肪、高胆固醇及辛辣食物
术后远期	恢复普通健康饮食

病情导向解读

场景一：某人在近期健康体检时超声发现有胆囊炎、胆石症，但平时没有特别明显的症状（可能有短暂进食后饱胀、上腹隐痛等可忍受的症状），想到医院检查清楚。

这是胆道外科门诊常见病例。通常这样的病例需要复查肝胆胰超声，如需进一步明确病情，可能要进行CT、磁共振扫描、磁共振胆胰成像或ERCP等检查，一般不需要进行特殊化验。

场景二：某人多年前体检超声发现胆囊炎、胆石症，平时没有特别明显的症状，或者有短暂症状，但可以很快自动缓解，或者服用一些消炎利胆中成药就能缓解者，按医生建议来定期复查。

这是门诊就诊中最多一类胆囊炎胆石症患者。这类患者首先应复查肝胆胰超声，如果与上次超声结果类似，一般不需要进一步检查，以后每年复查一次；如果出现病情变化，如与上次相比，胆囊明显缩小或增大、局部胆囊壁明显增厚、新出现胆囊息肉等情况时，需要进一步CT、磁共振等影像学检查，如果未手术，则3~6个月后复查超声。通常患者也不需要进行特殊化验，但为了了解长时间胆石症对肝功能是否有影响，或者长期服用消炎利胆药者药物的副作用，可以进行包含肝肾功能的血液生化检验；或者为了帮助了解有无继发胆囊癌，进行包含CEA、CA19-9、CA242、CA724和CA50在内的肿瘤指标检验。

场景三：某人没有胆囊炎胆石症病史，某日进食油腻食物后，或者夜间睡眠中突发右上腹部或中上腹部明显疼痛，部分人疼痛可能延及右侧肩部、背部，部分人还会有恶心呕吐，来到医院就诊。

这在外科急诊常见。通常患者需要进行血常规、血液生化、血淀粉酶或脂肪酶以及尿常规检验，病情较重者还应该检验动脉血气和电解质；同时应进行超声或CT、磁共振检查，首选CT检查。理由是：患者病因未明，CT能提供肝胆胰外更多信息而超声不能；超声受腹部胀气影响很大而急症患者多数胀气明显，而CT不受此影响；磁共振相对昂贵且提供信息并不优于CT。

场景四：某人过去有证实的胆囊炎胆石症病史，既往有多次疼痛发作，都是到医院打一针止痛针就能缓解；或者经过输液等对症处理，短时间内缓解者。某日再度发作，疼痛感觉与以往差别不大。

这是最常见在外科急诊就诊的胆囊炎胆石症。通常这类患者需要进行血常规、血液生化和淀粉酶检验，一般不进行影像学检查。对症处理一段时间后症状无缓解或加重的患者则需要进行超声或CT检查，首选CT检查。

场景五：某人过去有证实的胆囊炎胆石症病史，或者没有明确的胆囊炎胆石症病史。某日发作（或再发作），疼痛感觉严重，持续时间长，或者有寒战、发烧，或者出现皮肤、巩膜黄染，或者有休克或神志异常表现。

这是并发症性胆石症常见的表现。通常这类患者需要进行血常规、血液生化、血淀粉酶、脂肪酶、血气、电解质、凝血功能等检验，和腹部CT检查。这类患者常需进入病房或ICU来进一步处理。

场景六：某人有过胆囊切除术史，某日再度腹痛发作，疼痛性质与手术前胆石症发作时相似，或者更严重。

这是外科门急诊经常遇到的病例，可能为胆囊切除不彻底遗留过长胆囊管，或者胆总管结石，或Oddi括约肌功能紊乱有关。这类患者应该首先进行超声或腹部CT检查，病情较重者应该进行血常规、血液生化和淀粉酶检验。